LBOK

Manuale di Logopedia

Body of Knowledge
per Diagnosi e Trattamento
dei Disturbi del Linguaggio

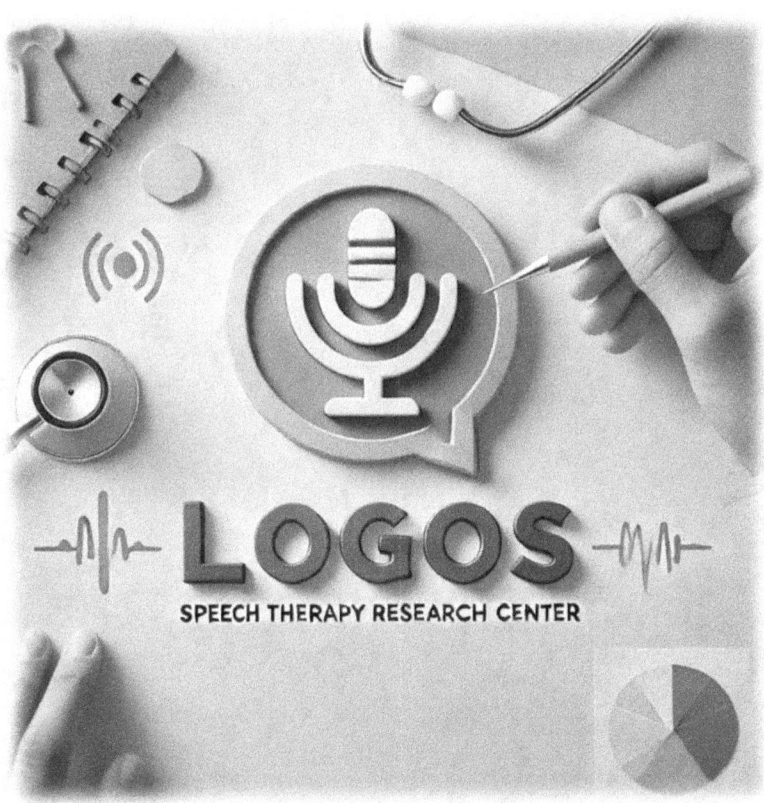

Copyright © 2024

PREFAZIONE

LogoS è una rete di professionisti della logopedia e della ricerca scientifica, fondata con l'obiettivo di migliorare e supportare la pratica clinica attraverso un approccio basato su evidenze e innovazioni.

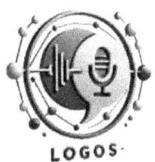

Questo manuale nasce dal lavoro condiviso e dall'esperienza diretta del team di LogoS, che ha sviluppato un percorso essenziale e pratico, pensato per chi opera ogni giorno nell'ambito della diagnosi e del trattamento dei disturbi del linguaggio.

Nel redigere l'**LBOK - Manuale di Logopedia**, abbiamo messo al centro l'efficacia e la semplicità, selezionando tecniche e concetti fondamentali. L'intento è di fornire uno strumento di consultazione immediata, che offra al logopedista le informazioni necessarie per affrontare i principali disturbi comunicativi e linguistici in modo chiaro e sistematico. Ogni capitolo è stato strutturato per garantire una **guida pratica e concreta**, permettendo ai professionisti di accedere rapidamente ai concetti di base e alle metodologie terapeutiche, con una panoramica aggiornata delle migliori pratiche logopediche.

LogoS crede fortemente nel valore dell'**apprendimento collaborativo e continuo** e vede questo manuale come un punto di riferimento, un supporto che possa crescere insieme alla comunità logopedica e adattarsi alle sfide del settore. Ringraziamo tutti i professionisti e i collaboratori che, con il loro lavoro e impegno, hanno contribuito a rendere possibile la stesura di questo volume. Speriamo che l'LBOK - Manuale di Logopedia sia una risorsa utile e stimolante per tutti coloro che vogliono approfondire e migliorare la propria pratica logopedica.

SOMMARIO

PREFAZIONE 5

INTRODUZIONE 11

1 FONDAMENTI DELLA COMUNICAZIONE UMANA E PATOLOGIE DEL LINGUAGGIO 13

1.1 Introduzione alla Comunicazione Umana 13
1.2 Differenze tra Linguaggio Verbale e Non Verbale 16
1.3 Il Linguaggio come Strumento di Espressione e Comprensione 17
1.4 Principali Patologie del Linguaggio: Definizioni e Classificazioni 18
1.5 Approccio Multidisciplinare alla Valutazione delle Patologie del Linguaggio 21

2 ASPETTI NEUROBIOLOGICI DEL LINGUAGGIO E LA MENTE UMANA 24

2.1 Struttura del Cervello e Linguaggio: Aree Chiave 24
2.2 Nervi Cranici e Sistema Nervoso Centrale nel Linguaggio 26
2.3 Modelli Funzionali della Neurolinguistica 29
2.4 Evoluzione e Plasticità del Cervello nei Disturbi del Linguaggio 32

3 SISTEMA UDITIVO: FUNZIONI E STRUTTURA 35

3.1 Anatomia dell'Orecchio e Suoni del Linguaggio 35
3.2 Fisiologia dell'Udito e Percezione del Suono 37
3.3 Disturbi del Sistema Uditivo e Impatto sul Linguaggio 39
3.4 Tecniche di Valutazione e Diagnosi Uditiva 40

4 SISTEMA FONATORIO E FONETICO: BASI FISIOLOGICHE 43

4.1 Anatomia del Sistema Fonatorio: Laringe e Faringe 43
4.2 Processi di Produzione dei Suoni e Fonazione 45
4.3 Alterazioni Anatomo-Funzionali della Voce 46
4.4 Esplorazione Clinica e Diagnostica del Sistema Fonatorio 48

5 SVILUPPO DEL LINGUAGGIO: TAPPE E FATTORI INFLUENZANTI 51

5.1 Principali Tappe dello Sviluppo del Linguaggio nei Bambini 51
5.2 Fattori Biologici, Ambientali e Sociali nello Sviluppo 53
5.3 Disturbi dello Sviluppo del Linguaggio 56
5.4 Metodi di Osservazione e Monitoraggio della Progressione Linguistica 58

6 FONDAMENTI DI LINGUISTICA APPLICATA ALLA LOGOPEDIA 61

6.1	ELEMENTI FONOLOGICI, MORFOLOGICI E SINTATTICI	61
6.2	PRAGMATICA E SIGNIFICATO NEL LINGUAGGIO	63
6.3	STRUMENTI DI ANALISI LINGUISTICA PER IL LOGOPEDISTA	66
6.4	LINGUISTICA E SOCIOLINGUISTICA NEI CONTESTI CLINICI	69

7 VALUTAZIONE NEUROPSICOLOGICA NEI BAMBINI 72

7.1	METODOLOGIE DI VALUTAZIONE DELLO SVILUPPO NEUROPSICOLOGICO	72
7.2	TEST NEUROPSICOLOGICI E CRITERI DIAGNOSTICI	74
7.3	PROFILO NEUROPSICOLOGICO DEI DISTURBI LINGUISTICI INFANTILI	78
7.4	USO DI INDICATORI NEUROPSICOLOGICI PER PIANI TERAPEUTICI PERSONALIZZATI 81	

8 DISTURBI DELLA FONETICA E ARTICOLAZIONE DEL LINGUAGGIO 85

8.1	LE DISLALIE: DEFINIZIONI E TIPOLOGIE	85
8.2	DIAGNOSI DIFFERENZIALE NELLE ALTERAZIONI DELL'ARTICOLAZIONE	88
8.3	METODI DI VALUTAZIONE PER LA DISLALIE	91
8.4	STRATEGIE E TECNICHE TERAPEUTICHE PER LA CORREZIONE ARTICOLATORIA	94

9 RITARDO DEL LINGUAGGIO: CAUSE E DIAGNOSI 98

9.1	CARATTERISTICHE CLINICHE DEL RITARDO DEL LINGUAGGIO	98
9.2	CRITERI DIAGNOSTICI E INDICATORI PROGNOSTICI	100
9.3	METODOLOGIE DI INTERVENTO PER IL RITARDO LINGUISTICO	104
9.4	DIFFERENZIAZIONE TRA RITARDO LINGUISTICO E ALTRI DISTURBI DEL LINGUAGGIO 107	

10 TRATTAMENTO DEI DISTURBI DELL'APPRENDIMENTO DELLA LETTURA E SCRITTURA 112

10.1	INTRODUZIONE ALLA DISLESSIA E DISORTOGRAFIA	112
10.2	MODELLI COGNITIVI PER L'APPRENDIMENTO DELLA LETTURA	114
10.3	TECNICHE DI DIAGNOSI DEI DISTURBI DI LETTURA E SCRITTURA	116
10.4	METODOLOGIE DI INTERVENTO E APPROCCI DIDATTICI	120

11 INTERVENTO LOGOPEDICO NELL'HIPOACUSIA E ALTRI DEFICIT SENSORIALI 125

11.1	CLASSIFICAZIONE E TIPOLOGIE DI IPOACUSIA	125
11.2	ACQUISIZIONE DEL LINGUAGGIO NEI BAMBINI CON DEFICIT UDITIVI	127
11.3	METODI DI VALUTAZIONE E DIAGNOSI PER L'IPOACUSIA	131
11.4	STRATEGIE DI INTERVENTO E SUPPORTI TECNOLOGICI	134

12 PATOLOGIE DEL LINGUAGGIO ASSOCIATE ALLA DISABILITÀ INTELLETTIVA 138

12.1 Descrizione dei Disturbi Linguistici nella Disabilità Intellettiva 138
12.2 Fattori Biologici e Ambientali nei Disturbi Associati 141
12.3 Tecniche di Valutazione dei Problemi Linguistici e Cognitivi 144
12.4 Approcci Terapeutici e Educativi per la Comunicazione 148

13 INTERVENTI DI LOGOPEDIA PER L'AUTISMO E DISTURBI DELLO SPETTRO AUTISTICO 151

13.1 Introduzione al Linguaggio e Comunicazione nell'Autismo 151
13.2 Caratteristiche Linguistiche nei Disturbi dello Spettro Autistico 153
13.3 Metodi di Valutazione e Diagnosi Precoci 157
13.4 Tecniche di Intervento e Sviluppo della Socializzazione 161

14 TRATTAMENTO DELLA DISFEMIA E DISTURBI DELLA FLUENCY 165

14.1 Introduzione alla Disfemia: Cause e Manifestazioni 165
14.2 Diagnosi e Valutazione delle Disfluenze Verbali 167
14.3 Approcci Terapeutici per Favorire la Fluidità dell'Eloquio 170
14.4 Strumenti di Supporto e Strategie di Autogestione 174

15 PATOLOGIE DEL LINGUAGGIO IN ETÀ ADULTA: AFASIE E RIABILITAZIONE 178

15.1 Definizione e Tipi di Afasia 178
15.2 Diagnosi delle Afasie e Classificazione Clinica 180
15.3 Metodologie e Approcci di Riabilitazione del Linguaggio 183
15.4 Programmi Terapeutici per il Recupero delle Funzioni Linguistiche . 186

16 TECNOLOGIE ASSISTIVE E SISTEMI DI COMUNICAZIONE ALTERNATIVA 190

16.1 Introduzione alla Comunicazione Aumentativa e Alternativa 190
16.2 Candidati e Contesti per l'Uso di Sistemi Assistivi 192
16.3 Strumenti e Tecnologie per la Comunicazione Alternativa 196
16.4 Valutazione e Pianificazione dell'Intervento 200

17 INTELLIGENZA ARTIFICIALE E LOGOPEDIA 204

17.1 Diagnosi Automatizzata e Screening Precoce 204
17.2 Monitoraggio Continuo e Valutazione dei Progressi 205
17.3 Personalizzazione dei Programmi Terapeutici 206
17.4 Chatbot e Assistenti Virtuali per il Supporto Logopedico 206

17.5	APPLICAZIONI DELL'AI NELLA RICERCA E SVILUPPO IN LOGOPEDIA	207
17.6	VANTAGGI DELL'INTEGRAZIONE DELL'AI IN LOGOPEDIA	208
17.7	STRUMENTI DI AI PER LA DIAGNOSI E LO SCREENING	208
17.8	APPLICAZIONI DI REALTÀ VIRTUALE E AUMENTATA CON AI	209
17.9	RISORSE PER LA TELELOGOPEDIA E IL MONITORAGGIO CONTINUO	210
17.10	PIATTAFORME PER LOGOPEDISTI	211
17.11	RACCOMANDAZIONI SULL'INTEGRAZIONE DELL'AI	212
17.12	ESPERIENZE DI UTILIZZO DELL'AI IN LOGOPEDIA	213

18 RIEPILOGO DEI DISTURBI DEL LINGUAGGIO E DELLE TECNICHE DI INTERVENTO 214

INTRODUZIONE

La logopedia è una disciplina complessa che coinvolge molteplici aspetti del linguaggio, della comunicazione e della cognizione. Tuttavia, l'approccio di questo manuale, **LBOK - Manuale di Logopedia**, è di offrire una guida essenziale, focalizzata sui concetti chiave e sulle tecniche fondamentali per la diagnosi e il trattamento dei principali disturbi del linguaggio. Creato come un "Body of Knowledge" pratico e immediato, il manuale è pensato per logopedisti, studenti e professionisti, e intende fornire una panoramica chiara e accessibile delle nozioni e delle procedure logopediche più rilevanti.

Obiettivi del Manuale

L'LBOK si propone di fornire una base strutturata e completa sui disturbi comunicativi e linguistici, puntando sull'essenzialità delle informazioni e delle pratiche per:

1. **Disturbi del Linguaggio e della Comunicazione**: Classificazione e gestione dei disturbi più comuni in età evolutiva e adulta.

2. **Metodologie Diagnostiche e Strumenti di Valutazione**: Un insieme di strumenti di uso comune per identificare i disturbi e monitorare i progressi dei pazienti.

3. **Tecniche di Intervento e Terapie Avanzate**: Le metodologie essenziali di trattamento, che spaziano dai metodi classici ai più recenti approcci, come l'intelligenza artificiale.

4. **Supporto Psicologico e Counseling**: Tecniche di base per il sostegno emotivo e il coinvolgimento familiare.

Struttura del Manuale

Il manuale è organizzato per capitoli che coprono gli aspetti principali della logopedia, con una **visione chiara e sintetica** delle patologie trattate:

- **Disturbi Specifici e Metodi Essenziali**: Ogni capitolo esplora un disturbo o un gruppo di disturbi, evidenziando gli elementi fondamentali per la diagnosi e il trattamento.

- **Riepilogo Finale per la Consultazione Rapida**: L'ultima sezione raccoglie i punti principali in schede sintetiche per favorire una rapida consultazione.

Destinatari e Utilizzo del Manuale

Pensato per logopedisti e studenti in formazione, il manuale serve come guida immediata e concreta, puntando a fornire un supporto essenziale, per concentrarsi sui fondamenti senza dilungarsi nei dettagli.

Una Logopedia Pratica e Orientata al Paziente

Con questo approccio essenziale, l'LBOK si pone come uno strumento accessibile e di supporto alla pratica clinica, con una visione aggiornata che integra innovazione e pragmatismo. Il focus su nozioni e pratiche fondamentali rende il manuale una risorsa rapida e di facile applicazione.

Verso una Logopedia Moderna e Integrata

L'LBOK riflette il continuo aggiornamento delle tecniche e delle conoscenze nel campo della logopedia, con un'attenzione particolare alle innovazioni tecnologiche e alle metodologie avanzate. Le recenti scoperte nella neurologia, la disponibilità di strumenti di intelligenza artificiale e le nuove tecniche di supporto hanno aperto prospettive un tempo inimmaginabili per la diagnosi e la riabilitazione logopedica. Questo manuale integra le ultime innovazioni, offrendo un supporto pratico e teorico che promuova una logopedia moderna, empatica e sempre orientata al paziente.

1 FONDAMENTI DELLA COMUNICAZIONE UMANA E PATOLOGIE DEL LINGUAGGIO

1.1 INTRODUZIONE ALLA COMUNICAZIONE UMANA

La comunicazione umana è un processo complesso e stratificato che permette agli individui di scambiare informazioni, emozioni e pensieri attraverso un vasto repertorio di segnali. Questa capacità distintiva, radicata in milioni di anni di evoluzione, si manifesta principalmente attraverso due canali: il linguaggio verbale e quello non verbale. Entrambi giocano un ruolo cruciale non solo nella trasmissione del messaggio, ma anche nella sua interpretazione, influenzando il modo in cui le persone comprendono e reagiscono l'una all'altra.

Il linguaggio verbale rappresenta la forma più esplicita e codificata di comunicazione. Attraverso parole e frasi strutturate secondo le regole di una lingua condivisa, il messaggio può essere veicolato in modo chiaro e dettagliato. Tuttavia, il linguaggio verbale, pur essendo un potente strumento di precisione e astrazione, necessita di complesse capacità cognitive e motorie per essere prodotto e interpretato correttamente. È in questo contesto che entrano in gioco numerosi processi mentali, come la memoria, l'attenzione e la comprensione semantica, indispensabili per la produzione e l'elaborazione del linguaggio.

A complemento del linguaggio verbale, esiste una vasta gamma di segnali non verbali che arricchiscono e modulano la comunicazione. Esso comprende espressioni facciali, postura, movimenti corporei, contatto visivo e tono della voce. Questi segnali non solo accompagnano il linguaggio verbale, ma spesso comunicano sfumature emotive e intenzionali che le parole da sole non possono trasmettere. Per esempio, un sorriso può attenuare un rimprovero, mentre una postura chiusa e rigida può trasmettere disagio o disinteresse.

In sintesi, la comunicazione umana può essere così delineata:

- **Comunicazione verbale**: comprende il linguaggio parlato e scritto, strutturato secondo regole sintattiche e grammaticali che permettono di costruire un messaggio chiaro e strutturato. La comprensione di questa modalità richiede capacità cognitive avanzate, come l'elaborazione del significato delle parole, la memoria di lavoro per mantenere il filo del discorso, e l'integrazione semantica per interpretare il senso globale del messaggio.

- **Comunicazione non verbale**: include elementi come il linguaggio del corpo, le espressioni facciali, i gesti e il tono della voce. Questi segnali, spesso inconsci, arricchiscono il linguaggio verbale, offrono indicazioni sulle emozioni e sulle intenzioni dell'interlocutore e talvolta possono anche contraddirne le parole, rivelando informazioni che la comunicazione verbale potrebbe non svelare.

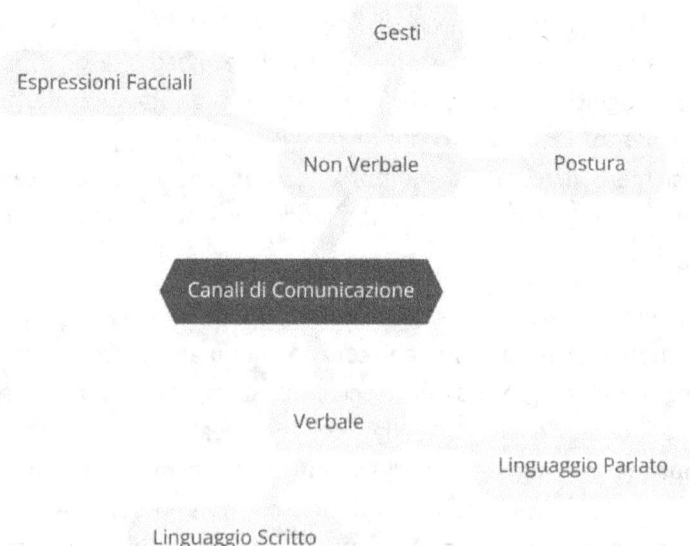

In ambito logopedico, questa distinzione tra linguaggio verbale e non verbale è fondamentale per comprendere le diverse sfaccettature della comunicazione e per valutare come i disturbi del linguaggio possano

14

impattare non solo sulla capacità di articolare parole, ma anche sull'abilità di interpretare e utilizzare segnali non verbali. La comunicazione è un sistema integrato, e le sue alterazioni richiedono un approccio multidisciplinare che consideri ogni aspetto – cognitivo, emotivo e motorio – per offrire una valutazione e un intervento realmente efficaci.

Per comprendere appieno la complessità della comunicazione, è essenziale considerare alcune componenti chiave che incidono sui suoi vari aspetti:

- **Capacità cognitive**: La comunicazione verbale si fonda su abilità cognitive avanzate come la memoria, l'attenzione e l'elaborazione simbolica, che permettono di costruire e interpretare frasi articolate. La memoria di lavoro, ad esempio, è cruciale per mantenere il filo del discorso e rispondere in modo coerente.

- **Processi sensoriali**: Il linguaggio verbale e non verbale coinvolge processi sensoriali che permettono di percepire e decodificare sia i suoni delle parole sia i segnali visivi, come i gesti o le espressioni facciali. Una buona acuità sensoriale facilita la comprensione completa del messaggio, includendo tutti i segnali che lo accompagnano.

- **Funzioni motorie**: La produzione del linguaggio richiede un controllo motorio preciso per modulare la voce e articolare i suoni. Allo stesso modo, i segnali non verbali, come i gesti o le espressioni, implicano una coordinazione muscolare che può essere compromessa in caso di disturbi neurologici o motori.

Questi concetti chiave sono fondamentali in logopedia, poiché permettono di comprendere come diversi disturbi possano influenzare vari aspetti della comunicazione, sia verbale che non verbale. Adottare una prospettiva che integri tutti questi elementi è indispensabile per diagnosticare e trattare in modo efficace i disturbi della comunicazione.

1.2 DIFFERENZE TRA LINGUAGGIO VERBALE E NON VERBALE

I canali della comunicazione verbale e non verbale, pur essendo complementari, si distinguono per struttura, funzione e modalità di interpretazione. Il linguaggio verbale si basa su un codice linguistico definito, che permette di formulare pensieri dettagliati e astratti, consentendo un'ampia precisione espressiva. In logopedia, il linguaggio verbale è particolarmente rilevante, poiché i disturbi legati alla parola, alla sintassi o alla comprensione influenzano direttamente la capacità di trasmettere concetti in modo chiaro e coerente.

A differenza del linguaggio verbale, la comunicazione non verbale si affida a segnali come gesti, espressioni facciali, postura e intonazione, che non seguono regole grammaticali precise. Questi segnali trasmettono informazioni emozionali e contestuali, aggiungendo sfumature significative che spesso accompagnano e arricchiscono il significato delle parole. Ad esempio, una parola di conforto accompagnata da un tono di voce morbido e da un sorriso è recepita in modo diverso rispetto alla stessa parola pronunciata con freddezza. Questo canale diventa cruciale in logopedia, poiché permette di valutare e migliorare l'uso dei segnali non verbali in persone con disturbi del linguaggio, fornendo spesso un'alternativa comunicativa efficace.

In pratica, la distinzione tra linguaggio verbale e non verbale fornisce strumenti unici al logopedista, che può sfruttare entrambi per affrontare differenti tipologie di disturbi comunicativi. Un approccio terapeutico che riconosce i due canali e le loro caratteristiche permette di adattare le strategie terapeutiche alle necessità specifiche del paziente, supportando l'espressione attraverso una varietà di modalità che vanno oltre le sole parole.

1.3 IL LINGUAGGIO COME STRUMENTO DI ESPRESSIONE E COMPRENSIONE

Il linguaggio è una capacità unica e complessa che permette di esprimere pensieri, emozioni e concetti astratti, così come di comprendere e interpretare i messaggi degli altri. Questa funzione non si limita alla sola trasmissione di informazioni, ma è anche uno strumento di socializzazione e di costruzione delle relazioni umane. Attraverso il linguaggio, gli individui possono dare forma alla propria identità, condividere esperienze e costruire un senso di appartenenza all'interno di un gruppo.

Uno dei modelli teorici che aiutano a comprendere la struttura della comunicazione è quello proposto da Claude Shannon e Warren Weaver, pionieri della teoria dell'informazione. Nel loro modello, la comunicazione è descritta come un processo lineare che inizia con una **sorgente di informazione** che genera un messaggio, il quale viene poi codificato e trasmesso tramite un canale. All'altro capo del canale si trova un **destinatario**, che riceve e decodifica il messaggio per attribuirgli significato. Questo modello evidenzia l'importanza di ogni fase: se uno degli elementi del processo si altera, come avviene nei disturbi del linguaggio, il messaggio può risultare incompleto o distorto.

In logopedia, il linguaggio viene studiato sia come strumento di espressione che di comprensione, poiché i disturbi del linguaggio possono impattare una o entrambe le dimensioni. Questo modello è particolarmente utile dunque per individuare in quale punto del processo si manifesta la difficoltà comunicativa. Ad esempio, nei disturbi dell'articolazione, il problema può risiedere nella fase di codifica, mentre nei disturbi della comprensione potrebbe essere legato alla decodifica. Inoltre, Shannon e Weaver introducono il concetto di **rumore**, ovvero qualsiasi interferenza che può disturbare il messaggio durante la trasmissione. Nei pazienti con ipoacusia o con difficoltà a distinguere i suoni, il rumore gioca un ruolo rilevante, compromettendo l'efficacia della comunicazione.

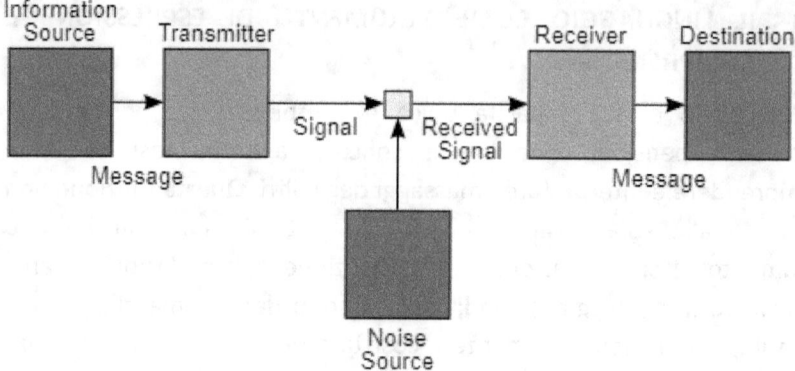

Questo modello teorico applicato alla logopedia ci fa comprendere l'importanza di un intervento mirato a rinforzare ciascuna fase del processo comunicativo, con strategie che riducano l'impatto del rumore e facilitino la codifica e decodifica dei messaggi. In tal modo, la logopedia non solo lavora sulla produzione e sulla comprensione del linguaggio, ma ottimizza anche la qualità della comunicazione nel suo insieme.

1.4 PRINCIPALI PATOLOGIE DEL LINGUAGGIO: DEFINIZIONI E CLASSIFICAZIONI

Il linguaggio può essere compromesso da una serie di disturbi che influenzano la produzione, la comprensione, o entrambe. Ogni patologia presenta caratteristiche specifiche che richiedono un intervento mirato in logopedia. Conoscere le principali classificazioni delle patologie del linguaggio permette di comprendere meglio le difficoltà che i pazienti affrontano e di identificare approcci terapeutici adatti.

Tra i disturbi principali si annoverano:

- **Dislalie**: alterazioni nella pronuncia di uno o più suoni, causate da difficoltà motorie o fonetiche. Le dislalie possono manifestarsi come omissioni, sostituzioni o distorsioni di suoni specifici, compromettendo la chiarezza del linguaggio parlato.

Sono particolarmente comuni nei bambini in età prescolare, e il trattamento logopedico si focalizza sulla corretta articolazione dei fonemi problematici.

- **Disfemia (balbuzie)**: caratterizzata da interruzioni della fluency del discorso, spesso manifestate sotto forma di ripetizioni, prolungamenti o blocchi. La balbuzie è di solito associata a una componente emotiva, e il trattamento in logopedia può includere tecniche di rilassamento, gestione dell'ansia e strategie per favorire la fluidità.

- **Afasie**: disturbi del linguaggio causati da danni cerebrali, come ictus o lesioni traumatiche. Le afasie possono colpire varie aree del linguaggio, dalla comprensione alla produzione, a seconda della zona cerebrale interessata. In logopedia, il recupero si basa su esercizi mirati che stimolano le aree non danneggiate e incoraggiano la neuroplasticità.

- **Disprassia verbale**: difficoltà nella coordinazione motoria necessaria per produrre suoni e parole. Questo disturbo non è legato a debolezza muscolare, ma piuttosto a una disorganizzazione dei comandi motori. La disprassia richiede interventi ripetitivi e specifici per costruire una corretta sequenza motoria durante la produzione del linguaggio.

- **Disturbi del linguaggio espressivo e recettivo**: queste categorie includono difficoltà nella produzione e nella comprensione del linguaggio. Mentre nei disturbi espressivi il problema riguarda la formulazione del pensiero in parole, nei disturbi recettivi è la comprensione ad essere compromessa. Entrambi i disturbi possono derivare da deficit neuroevolutivi o da altre condizioni che influenzano le capacità cognitive e linguistiche.

Tipo di Disturbo	Descrizione	Esempi	Intervento Logopedico
Dislalie	Alterazioni nella pronuncia dei suoni, spesso dovute a difficoltà motorie o fonetiche.	Omissione o sostituzione di suoni; difficoltà con certi fonemi.	Esercizi di articolazione per fonemi problematici; compiti di discriminazione uditiva.
Disfemia (Balbuzie)	Interruzioni nella fluidità del discorso, caratterizzate da ripetizioni, prolungamenti o blocchi.	Ripetizione frequente di suoni o parole; blocchi nel discorso.	Tecniche di modellamento della fluidità, esercizi di rilassamento, gestione dell'ansia.
Afasie	Disturbi del linguaggio causati da danni cerebrali, che influenzano vari aspetti del linguaggio.	Afasia espressiva o recettiva dopo ictus o trauma.	Esercizi di recupero linguistico, stimolazione delle aree cerebrali non danneggiate.
Disprassia Verbale	Difficoltà nella coordinazione motoria necessaria per produrre suoni e parole.	Difficoltà nell'organizzazione dei movimenti per parlare, senza debolezza muscolare.	Addestramento delle sequenze motorie, pratica ripetitiva di suoni e parole.
Disturbi del Linguaggio Espressivo	Difficoltà nella formulazione ed espressione del pensiero attraverso il linguaggio.	Vocabolario limitato, frasi brevi, errori grammaticali.	Espansione del vocabolario, esercizi sintattici e di strutturazione delle frasi.

Disturbi del Linguaggio Recettivo	Difficoltà nella comprensione del linguaggio e nell'elaborazione delle informazioni verbali.	Difficoltà a comprendere comandi, domande o frasi complesse.	Esercizi di comprensione, seguire istruzioni e attività di elaborazione uditiva.

La logopedia, lavorando su queste patologie, mira a identificare il tipo di disturbo e le sue manifestazioni per costruire un percorso terapeutico personalizzato. Ogni patologia richiede un approccio specifico, che può includere esercizi di articolazione, potenziamento della memoria verbale o stimolazione delle aree linguistiche del cervello. Riconoscere e classificare accuratamente i disturbi del linguaggio è fondamentale per elaborare interventi efficaci e migliorare la qualità della vita dei pazienti.

1.5 APPROCCIO MULTIDISCIPLINARE ALLA VALUTAZIONE DELLE PATOLOGIE DEL LINGUAGGIO

La valutazione delle patologie del linguaggio richiede un approccio multidisciplinare che integri le competenze di diversi specialisti. Questo metodo consente di ottenere una visione completa delle abilità linguistiche del paziente, considerando non solo gli aspetti verbali e non verbali della comunicazione, ma anche le componenti neurologiche, cognitive e psicologiche che influenzano il linguaggio.

Per una valutazione completa, il logopedista collabora con:

- **Neurologi**: i neurologi svolgono un ruolo cruciale nella diagnosi dei disturbi del linguaggio causati da lesioni cerebrali o malattie neurodegenerative. Grazie alle tecniche di imaging, come la risonanza magnetica e la tomografia assiale computerizzata (TAC), è possibile individuare aree danneggiate del cervello, valutando come tali lesioni impattino il linguaggio.

La loro consulenza è particolarmente rilevante per patologie come le afasie e la disprassia verbale.

- **Psicologi:** i fattori emotivi e psicologici possono influenzare profondamente il linguaggio. Ad esempio, nei casi di disfemia (balbuzie), la presenza di ansia o di disturbi dell'umore può intensificare il disturbo. I psicologi lavorano con i logopedisti per gestire questi aspetti, fornendo tecniche di rilassamento e supporto psicologico che migliorano l'efficacia dell'intervento logopedico.

- **Audiologi:** la capacità uditiva è fondamentale per la percezione e l'elaborazione dei suoni del linguaggio. Gli audiologi identificano e trattano eventuali deficit uditivi che possono compromettere la comprensione e la produzione del linguaggio, utilizzando audiometria e altri test uditivi. Nei casi di ipoacusia, il lavoro congiunto di logopedista e audiologo facilita lo sviluppo di strategie alternative di comunicazione.

- **Psicomotricisti e fisioterapisti:** per alcuni disturbi del linguaggio, come la disprassia verbale, la coordinazione motoria e la consapevolezza corporea giocano un ruolo importante. Psicomotricisti e fisioterapisti aiutano a migliorare la coordinazione e il controllo motorio necessari per la produzione verbale, integrando l'intervento logopedico con esercizi motori specifici.

Inoltre, il coinvolgimento della famiglia è un elemento chiave del processo terapeutico, poiché il supporto familiare è essenziale per favorire la continuità degli esercizi a casa e per incoraggiare il paziente. La collaborazione tra specialisti e familiari permette di sviluppare un piano terapeutico personalizzato e realistico, con obiettivi raggiungibili che supportano il miglioramento delle capacità comunicative del paziente.

Un approccio multidisciplinare alla valutazione delle patologie del linguaggio consente, quindi, di individuare le cause e le manifestazioni del disturbo in modo olistico, garantendo che ogni aspetto sia adeguatamente considerato e trattato per ottimizzare il recupero linguistico.

2 ASPETTI NEUROBIOLOGICI DEL LINGUAGGIO E LA MENTE UMANA

2.1 STRUTTURA DEL CERVELLO E LINGUAGGIO: AREE CHIAVE

Il linguaggio è una delle funzioni più complesse del cervello umano, e coinvolge l'integrazione di numerose aree corticali, che collaborano per permettere la produzione, la comprensione e la modulazione del linguaggio. Due aree principali, scoperte e descritte da pionieri della neuropsicologia come Paul Broca e Carl Wernicke, sono considerate i centri fondamentali per il linguaggio: **l'area di Broca** e **l'area di Wernicke**.

L'area di Broca, situata nel lobo frontale sinistro, vicino alla corteccia motoria, è fondamentale per la produzione del linguaggio. Questa regione è responsabile della coordinazione dei movimenti necessari per articolare parole e formulare frasi complesse. Nei pazienti con lesioni in quest'area, tipicamente causate da ictus o trauma cranico, si osserva un disturbo noto come afasia di Broca. In questi casi, il paziente mantiene la capacità di comprendere il linguaggio ma presenta difficoltà a parlare fluentemente, spesso producendo solo parole isolate o frasi semplici. Questa condizione evidenzia il ruolo cruciale dell'area di Broca nell'organizzazione del linguaggio espressivo.

L'area di Wernicke, situata nel lobo temporale sinistro, è specializzata nella comprensione del linguaggio. Un danno a questa regione provoca una condizione chiamata afasia di Wernicke, in cui il paziente può parlare fluentemente, ma il contenuto del discorso risulta spesso incoerente e privo di significato, e vi è una comprensione molto limitata delle parole altrui. Questo tipo di afasia mette in luce come l'area di Wernicke sia essenziale per la decodifica dei significati e per la comprensione complessa.

Oltre a queste aree principali, altre strutture cerebrali contribuiscono ai processi linguistici. Il **giro angolare**, situato nel lobo parietale, supporta la lettura e la scrittura, consentendo l'associazione tra simboli visivi e significati verbali. Il **giro supramarginale**, anch'esso nel lobo parietale, gioca un ruolo nell'elaborazione fonologica e nell'integrazione delle informazioni sensoriali, facilitando la comprensione di parole basate sui suoni e sulle immagini.

Infine, il **corpo calloso**, una grande struttura che collega i due emisferi cerebrali, permette una comunicazione continua tra l'emisfero sinistro, sede delle principali aree linguistiche, e l'emisfero destro, responsabile dell'interpretazione emotiva e contestuale del linguaggio. Nei pazienti che presentano una disconnessione tra i due emisferi, le capacità linguistiche possono risultare compromesse, poiché le informazioni non sono integrate completamente.

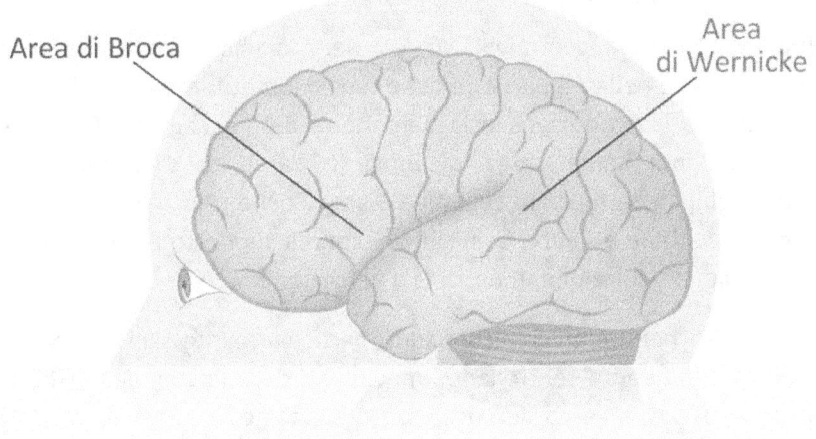

In ambito logopedico, la comprensione di queste strutture e della loro funzione è fondamentale per identificare i trattamenti più appropriati in base al tipo di danno cerebrale. Ad esempio, un paziente con afasia di Broca può beneficiare di esercizi specifici per migliorare la capacità di articolazione e costruzione delle frasi, utilizzando strategie che stimolino il lobo frontale sinistro. Per un paziente con afasia di Wernicke, invece, il trattamento si focalizza sulla riabilitazione delle abilità di comprensione, spesso attraverso l'uso di supporti visivi e esercizi di associazione semantica per favorire il recupero delle funzioni danneggiate.

Questa mappatura delle funzioni linguistiche nel cervello umano rappresenta la base per una logopedia mirata e personalizzata, in cui ciascun intervento tiene conto delle particolari esigenze e delle potenzialità di recupero di ogni individuo. Grazie alla plasticità del cervello, molte aree danneggiate possono recuperare parzialmente o completamente le proprie funzioni attraverso un allenamento costante, che stimola nuove connessioni neurali e permette di compensare le funzioni compromesse.

2.2 NERVI CRANICI E SISTEMA NERVOSO CENTRALE NEL LINGUAGGIO

Il sistema nervoso centrale (SNC) e i nervi cranici giocano un ruolo fondamentale nella regolazione delle funzioni motorie e sensoriali che permettono la produzione e la percezione del linguaggio. Mentre le aree cerebrali come l'area di Broca e l'area di Wernicke sono responsabili delle funzioni cognitive e linguistiche principali, il sistema nervoso centrale e i nervi cranici forniscono il supporto essenziale per le abilità di articolazione, fonazione e percezione.

Tra i dodici nervi cranici, alcuni sono particolarmente rilevanti per la logopedia in quanto controllano i movimenti della lingua, delle labbra, della faringe e delle corde vocali, oltre a trasmettere le informazioni uditive al cervello. I principali nervi coinvolti nel linguaggio sono:

- **Nervo Vago (X nervo cranico)**: regola la fonazione e il controllo delle corde vocali. Grazie alle sue diramazioni che raggiungono la laringe, il nervo vago permette di modulare il tono della voce e contribuisce all'articolazione dei suoni vocalici.
- **Nervo Ipoglosso (XII nervo cranico)**: responsabile della mobilità della lingua, gioca un ruolo cruciale nell'articolazione dei fonemi. La lingua è uno degli organi più importanti per la produzione del linguaggio, poiché permette di creare variazioni fonetiche attraverso movimenti di elevata precisione.

- **Nervo Faciale (VII nervo cranico)**: controlla i muscoli facciali, inclusi quelli delle labbra e delle guance, che sono essenziali per la produzione dei suoni bilabiali e per la modulazione delle espressioni facciali. Questi aspetti non solo supportano la produzione del linguaggio, ma contribuiscono anche alla comunicazione non verbale, importante per l'interpretazione emotiva.

- **Nervo Cocleare e Nervo Vestibolococleare (VIII nervo cranico)**: sono fondamentali per l'udito, in quanto trasmettono le informazioni uditive dal sistema uditivo periferico alla corteccia cerebrale. La percezione accurata dei suoni è alla base della comprensione linguistica e della corretta produzione del linguaggio.

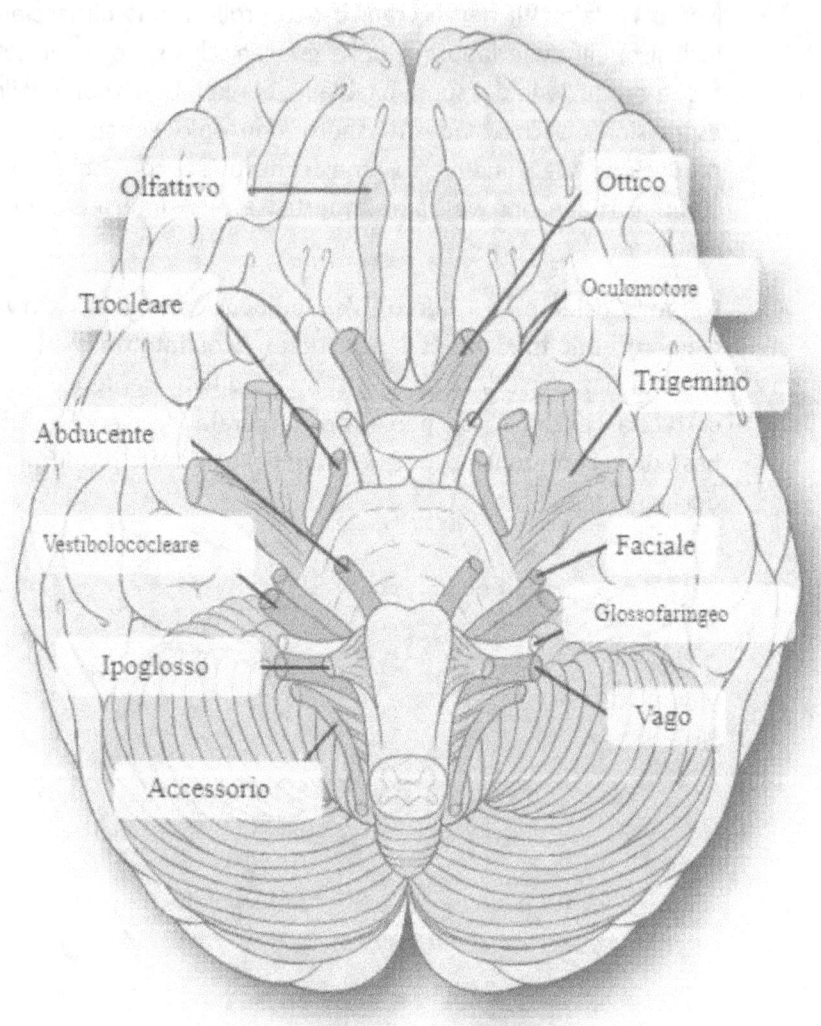

Il sistema nervoso centrale, oltre a gestire l'invio e la ricezione dei segnali dai nervi cranici, coordina anche i movimenti necessari per la respirazione, essenziale per la fonazione e per mantenere la fluency del discorso. In particolare, il tronco encefalico gioca un ruolo importante nel controllo dei muscoli respiratori e nella sincronizzazione della respirazione con la produzione vocale.

In logopedia, la conoscenza della funzionalità dei nervi cranici e delle strutture del sistema nervoso centrale permette di identificare le cause di specifici disturbi linguistici e motori. Ad esempio, i pazienti con disartria, un disturbo che colpisce il controllo motorio della parola, beneficiano di interventi che si concentrano sul miglioramento della coordinazione dei nervi cranici coinvolti. Un approccio mirato, come gli esercizi di potenziamento del tono muscolare per il nervo faciale o le tecniche di rilassamento delle corde vocali per il nervo vago, può supportare il recupero e la funzionalità delle abilità linguistiche compromesse.

Attraverso una comprensione dettagliata del ruolo dei nervi cranici e del sistema nervoso centrale, il logopedista è in grado di sviluppare strategie di trattamento personalizzate che potenziano la qualità della comunicazione verbale, adattando gli interventi alle necessità specifiche di ciascun paziente.

2.3 MODELLI FUNZIONALI DELLA NEUROLINGUISTICA

La neurolinguistica studia il modo in cui il cervello elabora e produce il linguaggio, fornendo modelli teorici che spiegano come le diverse aree cerebrali e i circuiti neurali collaborino per creare una comunicazione efficace. I modelli funzionali della neurolinguistica aiutano a comprendere le interazioni tra i processi sensoriali, cognitivi e motori che sostengono il linguaggio. Tra i modelli più influenti, troviamo il **modello modulare** e il **modello interattivo**, che forniscono visioni complementari e utili per l'intervento logopedico.

Modello Modulare

Il modello modulare propone che il linguaggio sia gestito da moduli distinti e specializzati all'interno del cervello, ciascuno dedicato a una funzione specifica come la fonologia, la morfologia, la sintassi e la semantica. In questo modello, ogni modulo funziona in modo relativamente indipendente dagli altri, con una sequenza lineare che parte dalla percezione dei suoni e arriva alla produzione verbale.

Ad esempio, nel processo di comprensione linguistica, le informazioni sensoriali (suoni o simboli visivi) vengono elaborate prima nei moduli fonologici, poi nei moduli semantici e infine nei moduli sintattici. Questo modello è particolarmente utile in logopedia per spiegare come un danno a un modulo specifico, come l'area di Broca o l'area di Wernicke, possa portare a difficoltà precise, quali l'articolazione o la comprensione delle frasi.

Modello Interattivo

Il modello interattivo, a differenza del modello modulare, suggerisce che il linguaggio sia il risultato di un'interazione simultanea tra vari processi, senza una suddivisione rigida in moduli separati. In questo modello, i processi sensoriali, semantici e motori operano in modo sinergico e influenzano reciprocamente le risposte linguistiche.

Questo approccio si rivela particolarmente utile nei casi in cui le difficoltà linguistiche non sono riconducibili a un singolo deficit, ma coinvolgono diversi aspetti della funzione linguistica, come nelle afasie globali o nella disprassia verbale. La logopedia basata su questo modello tende a integrare attività che stimolano simultaneamente più aree, come esercizi di associazione semantica abbinati a movimenti vocali, per rinforzare la cooperazione tra le diverse funzioni.

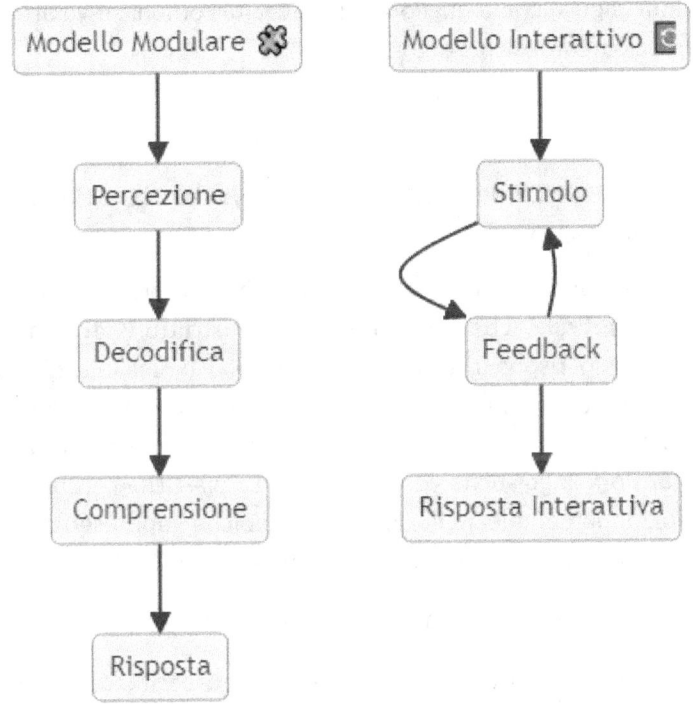

Applicazione dei Modelli in Logopedia

I modelli funzionali della neurolinguistica hanno un impatto diretto sulle strategie terapeutiche in logopedia, poiché offrono indicazioni su come intervenire in modo mirato. Nei casi in cui un paziente mostra segni di difficoltà in un singolo modulo, come nell'afasia di Broca (produzione) o nell'afasia di Wernicke (comprensione), il modello modulare suggerisce di lavorare su esercizi specifici per la funzione linguistica compromessa. In altri casi, il modello interattivo permette di sviluppare piani terapeutici che mirano a potenziare il linguaggio nel suo insieme, con un approccio olistico che stimola l'integrazione di più abilità.

Grazie alla flessibilità di questi modelli, la logopedia può adattarsi a varie tipologie di disturbi del linguaggio, calibrando le tecniche di intervento in base alle esigenze individuali del paziente. Questi modelli rappresentano quindi una guida fondamentale per comprendere le disfunzioni linguistiche e migliorare le capacità comunicative attraverso un approccio neuropsicologico.

2.4 EVOLUZIONE E PLASTICITÀ DEL CERVELLO NEI DISTURBI DEL LINGUAGGIO

Il cervello umano è dotato di una capacità straordinaria chiamata **plasticità cerebrale**, che consente alle sue strutture di adattarsi e riorganizzarsi in risposta a stimoli esterni o a danni interni. Questa abilità è particolarmente rilevante nei casi di disturbi del linguaggio, poiché permette al cervello di recuperare parzialmente o totalmente alcune funzioni linguistiche compromesse. La plasticità cerebrale gioca un ruolo fondamentale nella logopedia, poiché rappresenta la base neurobiologica su cui si costruiscono gli interventi terapeutici.

La plasticità del cervello si manifesta in diverse forme:

- **Plasticità strutturale**: rappresenta la capacità del cervello di creare nuove connessioni tra i neuroni in risposta all'apprendimento e alla pratica. Nei pazienti con disturbi del linguaggio, come le afasie, la riabilitazione logopedica stimola questa plasticità, favorendo la formazione di percorsi alternativi nelle aree linguistiche non danneggiate.

- **Plasticità funzionale**: consiste nella riassegnazione delle funzioni linguistiche compromesse a nuove aree cerebrali. Questo tipo di plasticità è particolarmente evidente nei bambini con disturbi del linguaggio, poiché il loro cervello in fase di sviluppo è altamente flessibile e può compensare efficacemente i deficit.

Studi recenti sulla plasticità dimostrano che il cervello adulto, pur essendo meno flessibile di quello infantile, mantiene una notevole capacità di adattamento. Attraverso esercizi di ripetizione e stimolazione continua, il cervello adulto può sviluppare nuove connessioni sinaptiche e rafforzare quelle esistenti, facilitando il recupero delle funzioni linguistiche.

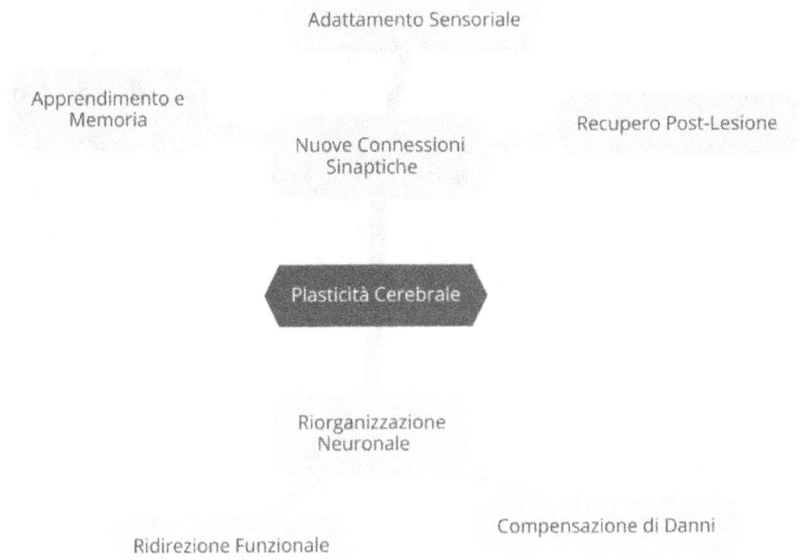

Plasticità e Interventi Logopedici

La logopedia sfrutta la plasticità cerebrale attraverso tecniche mirate di stimolazione linguistica, che possono includere esercizi di ripetizione, strategie di associazione semantica e attività di potenziamento cognitivo. Ad esempio, nei pazienti con afasia, l'uso della ripetizione e dell'esposizione a vocaboli può favorire la riorganizzazione delle funzioni linguistiche. Nei bambini con disturbi del linguaggio, la logopedia utilizza giochi e attività interattive per stimolare aree cerebrali specifiche, incoraggiando lo sviluppo linguistico attraverso attività che favoriscono la plasticità.

Nei pazienti con gravi lesioni cerebrali, la plasticità cerebrale può permettere un recupero significativo. Sebbene le funzioni linguistiche non vengano sempre ripristinate in modo completo, la creazione di nuove connessioni sinaptiche permette al paziente di raggiungere forme alternative di comunicazione e di espressione.

La plasticità cerebrale, dunque, rappresenta un elemento essenziale nella riabilitazione dei disturbi del linguaggio, poiché offre una base scientifica su cui costruire interventi terapeutici efficaci e personalizzati. Grazie a questa capacità adattiva del cervello, la logopedia può aiutare i pazienti a recuperare o migliorare le abilità linguistiche, adattando le tecniche alla risposta individuale del cervello.

3 SISTEMA UDITIVO: FUNZIONI E STRUTTURA

3.1 ANATOMIA DELL'ORECCHIO E SUONI DEL LINGUAGGIO

Il sistema uditivo è essenziale per la percezione e l'elaborazione dei suoni, fondamentali per la comprensione e produzione del linguaggio. L'orecchio umano è un organo complesso, suddiviso in tre sezioni principali – orecchio esterno, orecchio medio e orecchio interno – che collaborano per catturare e trasformare le onde sonore in impulsi nervosi che il cervello può interpretare. Ciascuna di queste sezioni svolge funzioni specifiche e complementari, permettendo la trasmissione e la decodifica dei suoni linguistici.

Orecchio Esterno

L'orecchio esterno comprende il padiglione auricolare e il canale uditivo. Il padiglione auricolare raccoglie le onde sonore e le convoglia nel canale uditivo, amplificando i suoni e proteggendo le strutture interne da danni. Le onde sonore viaggiano attraverso il canale fino a raggiungere il **timpano**, una membrana che vibra in risposta alle variazioni di pressione sonora. Queste vibrazioni sono il primo passo nella conversione dei suoni in segnali che il cervello potrà poi elaborare.

Orecchio Medio

L'orecchio medio è composto da tre minuscole ossa chiamate ossicini – il martello, l'incudine e la staffa. Questi ossicini formano una catena che amplifica e trasmette le vibrazioni sonore dal timpano alla finestra ovale, l'ingresso verso l'orecchio interno. La staffa, l'osso più piccolo del corpo umano, svolge un ruolo critico nel trasmettere con precisione le vibrazioni al liquido contenuto nell'orecchio interno. Questa funzione di amplificazione e trasmissione è essenziale per la percezione dei suoni, soprattutto per quelli di bassa intensità o a frequenza moderata, che sono importanti per la comprensione dei fonemi del linguaggio.

Orecchio Interno

L'orecchio interno contiene la **coclea**, una struttura a spirale che trasforma le vibrazioni meccaniche in impulsi elettrici grazie alle cellule ciliate situate nella **membrana basilare**. Queste cellule ciliate captano diverse frequenze sonore e inviano i segnali al nervo cocleare, che trasmette le informazioni sonore al cervello. La coclea è particolarmente sensibile alle frequenze utilizzate nel linguaggio, come quelle che corrispondono ai fonemi, consentendo la distinzione dei suoni linguistici fondamentali.

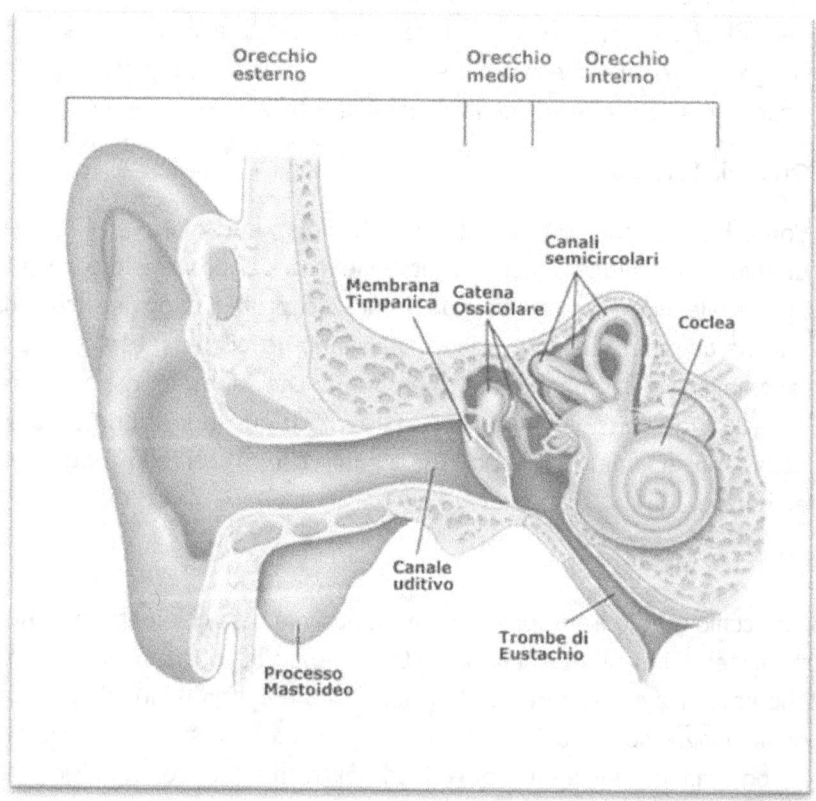

Importanza dell'Udito nel Linguaggio

La percezione accurata dei suoni è cruciale per lo sviluppo e la comprensione del linguaggio. La capacità di distinguere le frequenze e le variazioni dei suoni aiuta a riconoscere e interpretare i fonemi, che sono le unità sonore più piccole del linguaggio. Nei casi di ipoacusia o altri disturbi uditivi, la logopedia utilizza esercizi di discriminazione uditiva per allenare il paziente a distinguere e identificare i suoni del linguaggio, migliorando la comprensione e la produzione del discorso.

Questa descrizione delle strutture anatomiche dell'orecchio e delle loro funzioni specifiche nella percezione del linguaggio fornisce le basi per comprendere l'importanza dell'udito in ambito logopedico. La conoscenza dettagliata di queste funzioni permette di sviluppare interventi mirati per pazienti con disturbi uditivi, favorendo un miglioramento nell'interazione comunicativa.

3.2 FISIOLOGIA DELL'UDITO E PERCEZIONE DEL SUONO

Il processo di percezione del suono è il risultato di una complessa interazione tra l'orecchio e il sistema nervoso centrale. Ogni suono che incontriamo, compresi quelli linguistici, viene trasmesso attraverso il sistema uditivo sotto forma di onde sonore e successivamente interpretato dal cervello, che lo decodifica come informazioni significative. La fisiologia dell'udito comprende una serie di passaggi fondamentali che coinvolgono il sistema sensoriale e le aree cerebrali specializzate.

Trasmissione del Suono attraverso le Strutture Uditive

1. **Conversione delle Onde Sonore in Vibrazioni Meccaniche**
   Le onde sonore raccolte dall'orecchio esterno raggiungono il timpano, che inizia a vibrare in risposta a queste onde. Questa vibrazione si trasferisce agli ossicini dell'orecchio medio (martello, incudine e staffa), che amplificano il suono e lo trasmettono alla coclea nell'orecchio interno.

2. **Trasformazione delle Vibrazioni in Segnali Elettrici**
   All'interno della coclea, le vibrazioni meccaniche vengono convertite in segnali elettrici grazie all'azione delle cellule ciliate situate nella membrana basilare. Ogni cellula ciliata è

specializzata nel rispondere a una specifica gamma di frequenze, permettendo di distinguere i vari suoni. I suoni linguistici, ad esempio, attivano una gamma specifica di cellule ciliate che rispondono a frequenze tipiche dei fonemi.

3. **Trasmissione dei Segnali al Cervello**
I segnali elettrici generati dalle cellule ciliate vengono trasmessi al cervello attraverso il nervo cocleare. Questi impulsi viaggiano verso la corteccia uditiva primaria, situata nel lobo temporale, dove i suoni vengono inizialmente percepiti come stimoli non ancora interpretati. Successivamente, le aree uditive secondarie e le strutture corticali superiori si attivano per elaborare il contenuto semantico e contestuale dei suoni, riconoscendo i fonemi e organizzandoli in parole e frasi.

Importanza della Percezione dei Suoni per il Linguaggio

La capacità di distinguere frequenze e intensità dei suoni è cruciale per il linguaggio, poiché permette di riconoscere e comprendere i fonemi, che sono le unità sonore più piccole. La percezione accurata dei fonemi è essenziale per capire le parole e attribuire loro un significato. Nei casi di ipoacusia o di altri deficit uditivi, la capacità di distinguere tra suoni simili può risultare compromessa, influendo negativamente sulla comprensione del linguaggio e sulla capacità di rispondere verbalmente in modo adeguato.

Applicazioni in Logopedia

In logopedia, il trattamento dei disturbi uditivi si concentra sul miglioramento della discriminazione uditiva e della capacità di interpretare i suoni del linguaggio. Le tecniche includono esercizi di identificazione dei fonemi e di riconoscimento delle frequenze specifiche che permettono di identificare parole o frasi simili. Ad esempio, un paziente può essere allenato a distinguere suoni simili come "p" e "b", rafforzando la percezione di quei suoni che risultano sfocati a causa di ipoacusia.

Attraverso una comprensione approfondita della fisiologia dell'udito e della percezione del suono, la logopedia può affrontare le difficoltà di comprensione e produzione del linguaggio, permettendo ai pazienti di migliorare la qualità della loro comunicazione.

3.3 DISTURBI DEL SISTEMA UDITIVO E IMPATTO SUL LINGUAGGIO

I disturbi uditivi compromettono la capacità di percepire e interpretare i suoni, con ripercussioni dirette sulla comprensione e sulla produzione del linguaggio. Questi disturbi, che possono essere **congeniti o acquisiti** e variano da lieve perdita uditiva a sordità totale, influenzano la qualità della comunicazione. La logopedia offre strumenti essenziali per aiutare i pazienti a sviluppare strategie compensative che migliorano le loro abilità comunicative.

Tra i principali disturbi uditivi troviamo:

- **Ipoacusia**: riduzione dell'udito che può essere lieve, moderata, grave o profonda. Nei casi di ipoacusia, la percezione di specifiche frequenze può risultare compromessa, limitando la capacità di riconoscere determinati fonemi. La logopedia utilizza esercizi mirati per migliorare la discriminazione uditiva, come l'identificazione di suoni simili (ad esempio, /p/ e /b/), riducendo le incomprensioni e favorendo una comunicazione più precisa.

- **Sordità**: perdita uditiva severa o profonda che rende difficile o impossibile la percezione dei suoni senza l'ausilio di apparecchi acustici o impianti cocleari. Nei casi di sordità congenita, il linguaggio orale può non svilupparsi spontaneamente. La logopedia integra strategie come l'uso della **lingua dei segni**, la **lettura labiale** e il supporto di apparecchi tecnologici per permettere una comunicazione funzionale.

- **Disturbi di Elaborazione Uditiva (APD)**: i pazienti con APD percepiscono i suoni, ma possono avere difficoltà nell'organizzarli e interpretarli, specialmente in ambienti rumorosi. La logopedia offre strumenti specifici per migliorare l'attenzione selettiva e la percezione uditiva, attraverso esercizi che facilitano l'interpretazione corretta dei suoni.

- **Iperacusia e Tinnito**: disturbi in cui la percezione dei suoni risulta alterata. L'iperacusia comporta un'eccessiva sensibilità ai suoni, mentre il tinnito causa la percezione interna di suoni come fischi o ronzìi. Questi disturbi possono interferire con l'attenzione e la comprensione del linguaggio. Le tecniche logopediche mirano a ridurre il disagio e a focalizzare l'attenzione sui suoni rilevanti, migliorando la capacità di partecipare alle conversazioni.

I disturbi uditivi, quindi, incidono profondamente sull'acquisizione e sull'uso del linguaggio. Nei bambini, una perdita uditiva non trattata può comportare **ritardi linguistici** e difficoltà nell'articolazione. Negli adulti, invece, può causare isolamento sociale e una diminuzione della qualità della comunicazione. Attraverso esercizi di potenziamento uditivo e strategie di compensazione, la logopedia aiuta i pazienti a ottimizzare l'uso delle risorse uditive residue e a migliorare la qualità della loro interazione sociale.

3.4 TECNICHE DI VALUTAZIONE E DIAGNOSI UDITIVA

La valutazione uditiva è fondamentale per diagnosticare i disturbi dell'udito e per identificare eventuali difficoltà nella percezione del linguaggio. In logopedia, un'accurata valutazione uditiva permette di comprendere in che modo una perdita o un deficit uditivo possa influenzare la comprensione e la produzione verbale, guidando così l'intervento terapeutico. Le tecniche di valutazione più comuni includono **esami audiometrici, audiometria a risposte comportamentali** e **test di elaborazione uditiva centrale**, ciascuno con specifiche applicazioni per diverse fasce di età e per diversi tipi di deficit.

Esami Audiometrici

L'audiometria tonale è una delle tecniche più utilizzate per misurare la soglia uditiva di un individuo, rilevando la più bassa intensità sonora percepibile a varie frequenze. Durante l'esame, vengono inviati toni a diverse frequenze e intensità in ciascun orecchio; il paziente indica quando percepisce il suono, permettendo di determinare le frequenze problematiche. Questa valutazione risulta essenziale per individuare l'ipoacusia e per valutare il grado di perdita uditiva, fornendo una base per il trattamento logopedico.

- **Audiometria Vocale:** complemento dell'audiometria tonale, l'audiometria vocale misura la capacità di comprendere parole a varie intensità sonore. Questo test è particolarmente rilevante per la logopedia, poiché valuta la capacità del paziente di distinguere i fonemi e quindi di comprendere il linguaggio verbale. Nei casi di ipoacusia o disturbi uditivi centrali, i risultati dell'audiometria vocale permettono di strutturare esercizi mirati di discriminazione uditiva.

Audiometria a Risposte Comportamentali

L'audiometria comportamentale è una tecnica utilizzata soprattutto con bambini piccoli o pazienti che non possono fornire risposte verbali affidabili. Si basa sull'osservazione delle risposte comportamentali del paziente a vari stimoli sonori, come movimenti oculari o reazioni fisiche, per valutare la percezione dei suoni. Questo tipo di esame consente di identificare eventuali deficit uditivi anche nei pazienti che non sono in grado di partecipare attivamente a una valutazione audiometrica standard, e in logopedia è spesso usato per personalizzare le strategie di intervento per i bambini con difficoltà uditive.

Test di Elaborazione Uditiva Centrale

I test di elaborazione uditiva centrale (CAPD) valutano la capacità del cervello di processare e interpretare i suoni. Questi test sono particolarmente indicati nei casi di disturbi di elaborazione uditiva, in cui il paziente può percepire i suoni, ma fatica a distinguerli o organizzarli in modo significativo, specialmente in ambienti rumorosi. La valutazione dell'elaborazione uditiva include prove di discriminazione fonemica, identificazione di suoni simili, e comprensione in condizioni di rumore di fondo. Per un logopedista, i risultati di questi test sono fondamentali per pianificare esercizi di potenziamento delle capacità di elaborazione uditiva, migliorando così la comprensione linguistica.

Ruolo della Diagnosi Uditiva nella Logopedia

Una diagnosi accurata permette al logopedista di adattare il trattamento in base alle specifiche difficoltà uditive del paziente, fornendo strategie che migliorano la percezione e la comprensione del linguaggio. Ad esempio, i pazienti con ipoacusia possono beneficiare di esercizi che migliorano la discriminazione dei suoni e l'uso di strategie di lettura labiale, mentre coloro con deficit di elaborazione uditiva possono concentrarsi su esercizi di attenzione selettiva e riconoscimento fonemico. In tal modo, la diagnosi uditiva non è solo uno strumento di valutazione, ma una guida fondamentale per un approccio logopedico personalizzato ed efficace.

4 SISTEMA FONATORIO E FONETICO: BASI FISIOLOGICHE

4.1 ANATOMIA DEL SISTEMA FONATORIO: LARINGE E FARINGE

Il sistema fonatorio è costituito da una serie di strutture che permettono la produzione dei suoni necessari per il linguaggio, convertendo l'aria espirata dai polmoni in vibrazioni sonore che si trasformano in suoni articolati. Tra le componenti principali del sistema fonatorio troviamo la **laringe** e la **faringe**, le quali svolgono un ruolo cruciale nel modulare il flusso d'aria e nel creare la base delle frequenze e dei toni vocali.

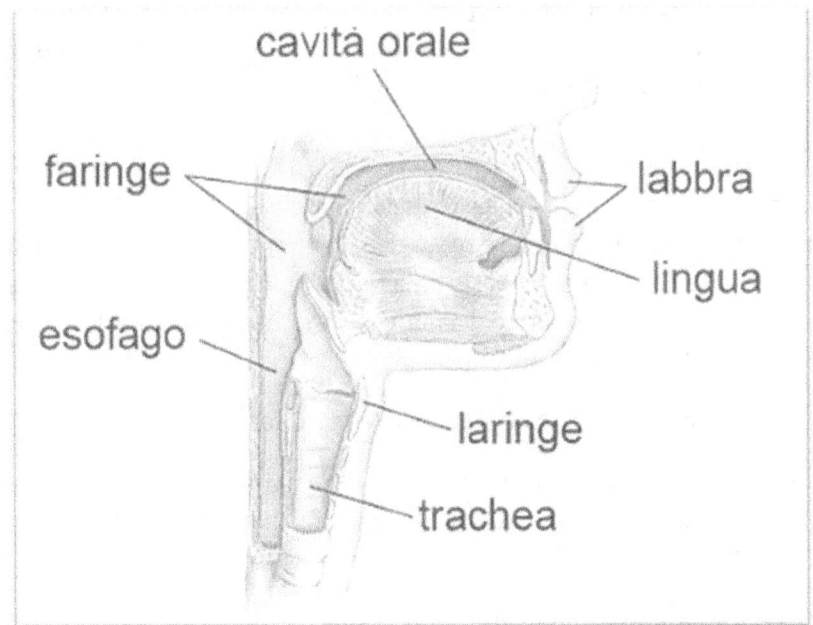

La Laringe

La laringe è situata nel tratto superiore della trachea e ospita le corde vocali, due pieghe muscolari che vibrano quando l'aria passa attraverso di esse, producendo il suono fondamentale della voce. La tensione e la lunghezza delle corde vocali sono regolabili attraverso i muscoli laringei, consentendo variazioni nel tono e nella frequenza del suono emesso. Le corde vocali possono aprirsi e chiudersi rapidamente, generando vibrazioni che producono i suoni vocali basilari, una caratteristica fondamentale per la fonazione.

Alcuni elementi chiave della laringe includono:

- **Cartilagine tiroidea**: nota anche come "pomo d'Adamo", fornisce supporto alla laringe e protegge le corde vocali.
- **Cartilagine cricoidea**: situata sotto la cartilagine tiroidea, aiuta a mantenere la struttura aperta della laringe e funge da punto di attacco per alcuni muscoli vocali.
- **Corde vocali**: due pieghe muscolari che, grazie alla vibrazione, producono i suoni della voce. La loro tensione e chiusura modulano altezza e intensità della voce.

La Faringe

La faringe è il canale che collega la cavità nasale e la bocca alla laringe e all'esofago, fungendo sia da passaggio per l'aria sia come risonatore naturale. La sua funzione nel sistema fonatorio è quella di amplificare e modificare i suoni prodotti dalla laringe, contribuendo a creare i diversi timbri vocali e a migliorare la risonanza della voce.

Anatomicamente, la faringe si suddivide in tre sezioni:

- **Nasofaringe**: parte superiore della faringe, situata dietro le cavità nasali, che gioca un ruolo minore nella fonazione ma importante nella modulazione del suono.
- **Orofaringe**: la parte centrale, che collega la bocca alla faringe, amplifica i suoni e contribuisce alla qualità del timbro vocale.
- **Laringofaringe**: la parte inferiore, situata sopra la laringe, che convoglia il suono verso le vie respiratorie e digestive, completando il percorso dell'aria per la fonazione.

Importanza della Laringe e della Faringe nella Produzione Vocale

La laringe e la faringe lavorano insieme per produrre e modulare i suoni del linguaggio. Mentre la laringe crea il suono di base tramite la vibrazione delle corde vocali, la faringe agisce come un risonatore naturale, ampliando e modificando i toni prodotti. Questa interazione consente una vasta gamma di timbri e di tonalità, che sono alla base della fonetica vocale e del linguaggio umano. In logopedia, la conoscenza dell'anatomia e del funzionamento di queste strutture è fondamentale per il trattamento di disturbi della voce, come disfonie e alterazioni nella qualità del timbro.

4.2 PROCESSI DI PRODUZIONE DEI SUONI E FONAZIONE

La fonazione è il processo centrale che consente di trasformare l'aria espirata dai polmoni in suoni vocali attraverso il movimento coordinato di varie strutture anatomiche. Ogni fase della produzione dei suoni richiede un preciso controllo muscolare e un'interazione sincronizzata tra i polmoni, la laringe e le strutture del tratto vocale superiore.

Produzione dei Suoni: Dalla Respirazione alla Fonazione

Il processo di produzione del suono ha origine dalla **respirazione**. Durante l'espirazione, l'aria viene spinta dai polmoni attraverso la trachea fino alla laringe, dove incontra le corde vocali. Le corde vocali, chiudendosi e aprendosi rapidamente, vibrano e creano le onde sonore di base. La **frequenza di vibrazione** delle corde vocali, ovvero il numero di aperture e chiusure al secondo, determina l'altezza del suono emesso: vibrazioni rapide producono suoni acuti, mentre vibrazioni lente generano suoni più gravi.

Modificazione del Suono: La Risonanza e il Tratto Vocale Superiore

Una volta prodotto dalla laringe, il suono grezzo passa nel tratto vocale superiore, dove viene modificato e arricchito attraverso il fenomeno della **risonanza**. Il suono attraversa la faringe, la cavità orale e la cavità nasale, che fungono da camere di risonanza, amplificando e arricchendo il timbro vocale.

- **La cavità orale** consente la modulazione del suono attraverso movimenti di lingua, labbra e palato, che producono le vocali e le consonanti.

- **La cavità nasale** contribuisce alla risonanza dei suoni nasali, come /m/, /n/ e /ŋ/, conferendo profondità e varietà alla voce.

- **La faringe** funge da risonatore centrale, regolando la qualità del timbro e ampliando la gamma di toni possibili.

Coordinazione dei Muscoli Respiratori e Laringei

Per garantire una fonazione stabile, è necessario un controllo muscolare preciso. Il **diaframma** e i **muscoli intercostali** regolano il flusso d'aria dai polmoni, permettendo una fonazione continua e fluida, mentre i **muscoli laringei** controllano la tensione delle corde vocali. Questo equilibrio tra flusso d'aria e tensione vocale è essenziale per variare **intonazione** e **volume**, elementi fondamentali per esprimere emozioni e per la chiarezza del linguaggio.

Importanza in Logopedia

La comprensione dei processi di produzione dei suoni è essenziale in logopedia per trattare disturbi come la disfonia e le alterazioni del timbro. Esercizi che migliorano il controllo del flusso d'aria e la coordinazione muscolare aiutano i pazienti a modulare la voce e a sviluppare un tono stabile e chiaro, potenziando così la loro capacità di comunicazione.

4.3 ALTERAZIONI ANATOMO-FUNZIONALI DELLA VOCE

La qualità della voce è il risultato di una complessa interazione tra strutture anatomiche e meccanismi di controllo funzionale. Alterazioni a livello anatomico o funzionale del sistema fonatorio possono influenzare notevolmente la produzione vocale, portando a disturbi della voce come disfonia e afonia. Questi disturbi possono derivare da lesioni, malformazioni, infiammazioni o disfunzioni muscolari che compromettono la capacità di produrre suoni chiari e stabili.

Disfonia: Cause e Caratteristiche

La **disfonia** è una condizione in cui la qualità, il tono o il volume della voce risultano alterati. Le cause della disfonia possono essere di natura:

- **Organica**: legata a modificazioni strutturali delle corde vocali o della laringe, come noduli, polipi o edemi.
- **Funzionale**: causata da un uso scorretto o eccessivo della voce, senza una lesione organica evidente.
- **Neurologica**: correlata a disturbi del sistema nervoso che influenzano il controllo muscolare delle corde vocali.

I pazienti affetti da disfonia spesso riportano raucedine, affaticamento vocale e una perdita di controllo sul tono e sul volume della voce. In logopedia, il trattamento della disfonia può includere esercizi di respirazione, tecniche di rilassamento e rieducazione vocale per migliorare la qualità del suono.

Afonia: Cause e Manifestazioni

L'**afonia** rappresenta una perdita totale o quasi totale della voce. Questa condizione può derivare da cause psicogene, come traumi emotivi, o da lesioni gravi alle corde vocali o alla laringe. L'afonia psicogena è spesso associata a condizioni di stress o ansia, mentre l'afonia organica può essere legata a traumi fisici, interventi chirurgici o infiammazioni croniche delle corde vocali. In questi casi, la logopedia si concentra sul recupero della fonazione attraverso esercizi graduali di attivazione delle corde vocali e tecniche di rilassamento muscolare.

Alterazioni Strutturali della Laringe

Le alterazioni strutturali della laringe, come malformazioni congenite o deformazioni dovute a traumi, possono influire sulla capacità di produrre una voce chiara e controllata. Queste alterazioni includono:

- **Noduli e polipi**: escrescenze benigne che interferiscono con la chiusura e la vibrazione delle corde vocali, causando raucedine e perdita di tono.

- **Edemi**: accumuli di liquido che alterano la consistenza delle corde vocali, aumentando lo sforzo necessario per la fonazione.

- **Paralisi delle corde vocali**: condizione che limita la capacità delle corde vocali di chiudersi correttamente, compromettendo la forza e la chiarezza della voce.

In logopedia, il trattamento di queste alterazioni varia in base alla specifica condizione anatomica. La rieducazione vocale include esercizi per rafforzare le strutture residue e ottimizzare l'uso della voce, anche in caso di limitazioni fisiche permanenti.

Importanza della Valutazione Logopedica

La valutazione logopedica delle alterazioni anatomico-funzionali è essenziale per definire un piano terapeutico personalizzato. Attraverso un esame accurato della qualità vocale e dell'utilizzo del sistema fonatorio, il logopedista può individuare le aree di miglioramento e sviluppare tecniche che migliorano la qualità della voce, ottimizzando l'uso delle strutture vocali.

4.4 ESPLORAZIONE CLINICA E DIAGNOSTICA DEL SISTEMA FONATORIO

L'esplorazione clinica del sistema fonatorio è essenziale per valutare la qualità della voce, diagnosticare alterazioni anatomiche o funzionali e pianificare interventi terapeutici adeguati. La diagnosi delle disfunzioni vocali si basa su una combinazione di esami oggettivi e osservazioni cliniche, che permettono al logopedista e ad altri specialisti di analizzare in dettaglio la struttura e la funzionalità del sistema vocale.

Anamnesi e Osservazione Clinica

Il primo passo nell'esplorazione diagnostica è l'**anamnesi**, che consiste nel raccogliere informazioni dettagliate sulla storia vocale del paziente, sulle abitudini d'uso della voce e su eventuali sintomi o disagi riscontrati. Durante l'anamnesi, vengono poste domande specifiche per valutare l'intensità e la frequenza dei problemi vocali, le condizioni ambientali e lavorative e l'eventuale presenza di fattori di stress. L'osservazione clinica si concentra invece su come il paziente utilizza la voce, analizzando aspetti come il volume, la qualità e la stabilità della fonazione.

Laringoscopia e Videoendoscopia

La **laringoscopia** e la **videoendoscopia** sono tecniche diagnostiche strumentali che permettono di visualizzare direttamente le corde vocali e la laringe. Con una fibra ottica o una telecamera inserita attraverso il naso o la bocca, il medico può osservare le corde vocali in movimento, valutando eventuali anomalie strutturali, come noduli, polipi o edemi, e monitorando il funzionamento durante la fonazione.

- **Laringoscopia indiretta**: una procedura semplice e rapida che utilizza uno specchio laringeo per riflettere l'immagine della laringe.
- **Videoendoscopia**: offre una visione dettagliata e registra i movimenti in tempo reale, consentendo un'analisi accurata delle dinamiche delle corde vocali.

Stroboscopia Laringea

La **stroboscopia laringea** è una tecnica avanzata che permette di osservare le corde vocali in modo rallentato, simulando un movimento al rallentatore. Questo metodo utilizza una luce stroboscopica sincronizzata con la frequenza di vibrazione delle corde vocali, offrendo un'analisi dettagliata delle fasi di apertura e chiusura. La stroboscopia è particolarmente utile per diagnosticare alterazioni sottili, come disfunzioni muscolari o irregolarità nella vibrazione, che possono non essere visibili con altre tecniche.

Analisi Acustica della Voce

L'**analisi acustica della voce** è una tecnica non invasiva che misura le caratteristiche fisiche del suono vocale, come la frequenza fondamentale, l'intensità e il timbro. Con l'utilizzo di software specifici, il logopedista può analizzare i parametri vocali e identificare anomalie che influenzano la qualità della voce. Questa analisi è utile per monitorare i progressi terapeutici, poiché consente di misurare i miglioramenti nella stabilità e nella qualità del suono prodotto.

Test di Resistenza Vocale

Il **test di resistenza vocale** valuta la capacità del paziente di mantenere una fonazione stabile nel tempo. Durante questo test, viene chiesto al paziente di produrre suoni a una determinata intensità e frequenza per un periodo prolungato, mentre il logopedista osserva eventuali segnali di affaticamento o cali nella qualità vocale. Questo test è utile per individuare condizioni come la disfonia funzionale, dove la resistenza vocale risulta spesso ridotta.

Importanza della Diagnosi Multidisciplinare

L'esplorazione clinica e diagnostica del sistema fonatorio è spesso un processo multidisciplinare che coinvolge logopedisti, otorinolaringoiatri e altri specialisti. Ogni tecnica diagnostica offre informazioni complementari che aiutano a costruire un quadro completo delle condizioni vocali del paziente, guidando il logopedista nella scelta delle tecniche riabilitative più efficaci.

5 SVILUPPO DEL LINGUAGGIO: TAPPE E FATTORI INFLUENZANTI

5.1 PRINCIPALI TAPPE DELLO SVILUPPO DEL LINGUAGGIO NEI BAMBINI

Lo sviluppo del linguaggio nei bambini segue un percorso progressivo e sistematico, caratterizzato da tappe evolutive che riflettono la crescita cognitiva, sociale e neurologica. Ciascuna fase è segnata dall'acquisizione di nuove abilità comunicative, che si sviluppano a partire dai primi mesi di vita e si consolidano progressivamente nei primi anni. Queste tappe rappresentano punti di riferimento importanti per i professionisti della logopedia, che utilizzano queste conoscenze per monitorare e valutare l'acquisizione linguistica nei bambini.

Prime Tappe dello Sviluppo Linguistico (0-12 mesi)

Il linguaggio inizia a svilupparsi sin dai primi mesi di vita attraverso il pianto, i suoni vocalici e le prime vocalizzazioni. Nei neonati, il linguaggio è prevalentemente non verbale, ma già a partire dai 3-6 mesi si osservano i primi **gorgheggi** e **vocalizzi**, che rappresentano le prime esplorazioni sonore del bambino. Verso i 6-9 mesi, il bambino comincia a produrre le prime combinazioni di suoni come **lallazioni**, dove ripete sequenze di suoni come "ba-ba" o "ma-ma". Questi primi vocalizzi non hanno ancora un significato specifico, ma riflettono l'interesse per l'interazione vocale e costituiscono la base per lo sviluppo delle prime parole.

- **0-3 mesi**: espressione attraverso pianto e vocalizzazioni spontanee.
- **3-6 mesi**: produzione di vocalizzi e suoni come risposta agli stimoli sociali.
- **6-9 mesi**: sviluppo delle lallazioni, con sequenze ripetitive di suoni.

- **9-12 mesi**: comparsa delle prime parole intenzionali come "mamma" o "pappa", associate a contesti specifici.

Sviluppo del Vocabolario e delle Prime Frasi (12-24 mesi)

Intorno al primo anno di vita, il bambino inizia a sviluppare un vocabolario significativo, passando dalle prime parole isolate a un repertorio linguistico sempre più ampio. Durante questa fase, si osserva il fenomeno della **crescita esponenziale del vocabolario**, in cui il bambino acquisisce rapidamente nuovi termini e associa le parole a significati specifici. Verso i 18-24 mesi, il bambino è in grado di unire due parole per formare le prime frasi semplici, come "mamma palla" o "pappa buona", dimostrando la capacità di combinare parole per esprimere intenzioni e desideri.

- **12-18 mesi**: acquisizione di un vocabolario base di circa 50 parole.
- **18-24 mesi**: costruzione delle prime frasi di due parole; aumento rapido del vocabolario.

Sviluppo della Sintassi e del Linguaggio Complesso (24-36 mesi)

A partire dai 2 anni, il linguaggio del bambino diventa progressivamente più complesso, con l'introduzione di frasi di tre o più parole e l'uso dei primi elementi sintattici, come pronomi e verbi al passato. Verso i 3 anni, il bambino inizia a utilizzare frasi strutturate e a fare domande, dimostrando una comprensione più avanzata delle regole grammaticali. È in questa fase che il linguaggio diventa uno strumento essenziale per esprimere emozioni, interagire con gli altri e comprendere il mondo.

- **24-30 mesi**: uso di frasi semplici composte da tre parole e inizio della coniugazione dei verbi.
- **30-36 mesi**: capacità di formulare frasi complesse e uso di pronomi personali.

Consolidamento delle Competenze Linguistiche (3-5 anni)

Dai 3 ai 5 anni, il bambino perfeziona le competenze linguistiche, migliorando l'uso della sintassi, ampliando il vocabolario e affinando la capacità di narrare eventi. Il linguaggio diventa pienamente funzionale, consentendo al bambino di partecipare attivamente alle conversazioni e di esprimere idee complesse. A questa età, si sviluppano anche la capacità di raccontare storie e di usare correttamente congiunzioni e tempi verbali, rendendo il linguaggio più ricco e articolato.

- **3-4 anni**: sviluppo di narrazioni brevi e introduzione di congiunzioni semplici.
- **4-5 anni**: uso di strutture sintattiche complesse, miglioramento della pronuncia e del lessico.

Questa struttura delle tappe linguistiche permette ai logopedisti di monitorare e valutare l'evoluzione del linguaggio nei bambini, identificando eventuali ritardi o difficoltà che richiedono interventi specifici.

5.2 FATTORI BIOLOGICI, AMBIENTALI E SOCIALI NELLO SVILUPPO

Lo sviluppo del linguaggio è un processo complesso e multifattoriale che dipende dall'interazione di variabili biologiche, ambientali e sociali. Ciascuno di questi elementi gioca un ruolo cruciale nel facilitare o, in alcuni casi, nell'ostacolare l'acquisizione linguistica, influenzando la rapidità, la qualità e la modalità con cui il bambino sviluppa le proprie competenze comunicative. La comprensione di questi fattori è fondamentale per i logopedisti, che utilizzano tali informazioni per identificare le esigenze specifiche del bambino e per pianificare interventi mirati.

Fattori Biologici

I fattori biologici rappresentano la base su cui si sviluppano le capacità linguistiche del bambino. Tra questi troviamo l'ereditarietà, lo sviluppo neurologico e le condizioni fisiche generali. Questi elementi determinano l'efficienza dei processi cognitivi, mnemonici e motori che sono alla base del linguaggio.

- **Ereditarietà**: alcuni tratti linguistici, come il ritmo di acquisizione del linguaggio o la predisposizione ai disturbi specifici del linguaggio, possono essere ereditari. Studi genetici indicano che esiste una componente genetica che influenza le capacità linguistiche, rendendo alcuni bambini più predisposti a sviluppare competenze linguistiche avanzate o, al contrario, a sperimentare difficoltà.

- **Sviluppo neurologico**: lo sviluppo e la maturazione delle aree cerebrali coinvolte nel linguaggio, come l'area di Broca e l'area di Wernicke, sono essenziali per l'acquisizione linguistica. Eventuali anomalie o ritardi nello sviluppo neurologico possono compromettere la capacità di comprendere e produrre il linguaggio.

- **Salute fisica generale**: condizioni come l'ipoacusia o deficit motori possono influire significativamente sullo sviluppo del linguaggio. La presenza di difetti di udito, ad esempio, limita l'esposizione ai suoni e ostacola l'apprendimento delle parole.

Fattori Ambientali

L'ambiente in cui il bambino cresce ha un impatto fondamentale sullo sviluppo del linguaggio. Un ambiente stimolante, ricco di interazioni verbali e opportunità di comunicazione, favorisce un'acquisizione più rapida e completa delle competenze linguistiche. Tra i principali fattori ambientali troviamo:

- **Esposizione al linguaggio**: la frequenza e la qualità delle interazioni verbali a cui il bambino è esposto influenzano notevolmente il suo sviluppo linguistico. La presenza di adulti che parlano regolarmente con il bambino, leggono libri e incoraggiano l'uso del linguaggio, favorisce un apprendimento attivo e naturale.

- **Accesso ai materiali linguistici**: l'accesso a libri, giochi linguistici e altre risorse educative stimola l'acquisizione di vocaboli e strutture grammaticali, facilitando la capacità di espressione e comprensione.
- **Struttura familiare**: bambini che crescono in famiglie dove si parla una o più lingue e dove c'è una comunicazione frequente tendono a sviluppare competenze linguistiche più ricche e diversificate.

Fattori Sociali

I fattori sociali rappresentano un elemento chiave nel fornire al bambino il contesto relazionale e motivazionale per comunicare. L'interazione con adulti e coetanei offre stimoli e modelli di linguaggio che il bambino imita e interiorizza, imparando a utilizzare il linguaggio come strumento per instaurare rapporti sociali.

- **Interazione con coetanei**: il contatto regolare con coetanei favorisce l'uso del linguaggio in situazioni di gioco e di scambio, permettendo al bambino di sperimentare diversi ruoli comunicativi e di apprendere nuove espressioni linguistiche.
- **Aspetti culturali e norme sociali**: la cultura in cui un bambino cresce influenza il modo in cui il linguaggio viene utilizzato e interpretato. Ad esempio, in alcune culture viene incentivato un linguaggio espressivo, mentre in altre può essere preferito uno stile comunicativo più riservato.
- **Aspetti socioeconomici**: un contesto socioeconomico favorevole è spesso associato a un maggiore accesso a risorse educative e a un ambiente più stimolante, entrambi fattori che supportano lo sviluppo del linguaggio.

5.3 DISTURBI DELLO SVILUPPO DEL LINGUAGGIO

I disturbi dello sviluppo del linguaggio rappresentano un gruppo eterogeneo di condizioni caratterizzate da difficoltà persistenti nell'acquisizione delle competenze linguistiche, che influiscono sulla comprensione, la produzione e l'organizzazione del linguaggio. Questi disturbi possono presentarsi in assenza di altre disabilità o essere associati a condizioni cliniche complesse, come disturbi neurologici o difficoltà cognitive. La diagnosi precoce e il trattamento mirato sono essenziali per mitigare gli effetti di questi disturbi sullo sviluppo sociale e cognitivo del bambino.

Principali Disturbi del Linguaggio

- **Disturbo Primario del Linguaggio (DPL)**: noto anche come Disturbo Specifico del Linguaggio (DSL), questo disturbo riguarda difficoltà significative nell'acquisizione delle abilità linguistiche senza che vi siano altre disabilità intellettive, sensoriali o neurologiche. I bambini con DPL mostrano un ritardo nella produzione delle prime parole, un vocabolario ridotto e una difficoltà nell'organizzazione grammaticale delle frasi. Il trattamento logopedico si concentra su tecniche che migliorano la produzione e la comprensione del linguaggio, potenziando il vocabolario e la struttura sintattica.

- **Disturbo Fonologico**: caratterizzato da difficoltà nel produrre correttamente i suoni del linguaggio, il disturbo fonologico compromette la chiarezza del discorso. Questi bambini possono sostituire, omettere o distorcere i suoni, rendendo difficile la comprensione delle parole. La logopedia utilizza approcci specifici per migliorare la percezione fonologica e la produzione dei suoni, aiutando il bambino a sviluppare una pronuncia più chiara e accurata.

- **Disturbo Pragmatico del Linguaggio**: in questo disturbo, il bambino presenta difficoltà a utilizzare il linguaggio in modo appropriato nei diversi contesti sociali. Pur avendo una buona capacità di produzione e comprensione delle parole, i bambini con disturbo pragmatico fanno fatica a rispettare le convenzioni sociali, come l'uso corretto del tono o l'alternanza dei turni nelle conversazioni. La terapia logopedica mira a sviluppare le competenze sociali e a migliorare l'efficacia della comunicazione attraverso giochi di ruolo e situazioni simulate.

- **Disturbo del Linguaggio Associato a Condizioni Neurologiche**: alcuni bambini presentano difficoltà linguistiche in seguito a condizioni neurologiche specifiche, come paralisi cerebrale, epilessia o lesioni cerebrali. Questi disturbi del linguaggio sono spesso complessi e richiedono un approccio multidisciplinare che comprenda logopedia, fisioterapia e supporto neuropsicologico.

Impatto dei Disturbi del Linguaggio sullo Sviluppo

I disturbi del linguaggio possono avere conseguenze significative sullo sviluppo cognitivo, sociale e scolastico del bambino. La difficoltà a comprendere o esprimere il linguaggio può portare a frustrazione, isolamento sociale e ridotta autostima. Inoltre, i bambini con disturbi del linguaggio presentano spesso difficoltà nella lettura e nella scrittura, poiché queste abilità sono strettamente legate alle competenze linguistiche orali.

Ruolo della Logopedia nei Disturbi dello Sviluppo del Linguaggio

Il trattamento logopedico dei disturbi del linguaggio è progettato per rispondere alle specifiche esigenze di ogni bambino, con tecniche e approcci personalizzati che facilitano l'acquisizione delle competenze linguistiche. Gli obiettivi terapeutici comprendono:

- **Miglioramento della comprensione e della produzione linguistica** attraverso esercizi di stimolazione del vocabolario e di strutturazione sintattica.

- **Sviluppo delle competenze fonologiche** per migliorare la pronuncia e la chiarezza del discorso.

- **Potenziare le abilità pragmatiche** tramite giochi di ruolo e simulazioni di conversazioni, che aiutano il bambino a gestire meglio le interazioni sociali.

L'intervento precoce è essenziale per consentire al bambino di sviluppare abilità linguistiche funzionali e per ridurre l'impatto del disturbo del linguaggio nella vita quotidiana e scolastica.

5.4 METODI DI OSSERVAZIONE E MONITORAGGIO DELLA PROGRESSIONE LINGUISTICA

Il monitoraggio della progressione linguistica è un aspetto cruciale per comprendere e supportare lo sviluppo del linguaggio nei bambini. In logopedia, l'osservazione clinica e il monitoraggio continuo delle abilità linguistiche consentono di identificare tempestivamente eventuali ritardi o anomalie, guidando interventi personalizzati per ogni bambino. I metodi di osservazione includono tecniche qualitative e quantitative, con strumenti standardizzati che permettono una valutazione dettagliata delle competenze linguistiche.

Osservazione Diretta e Interazione Giocosa

L'**osservazione diretta** rappresenta uno dei metodi più efficaci per valutare il linguaggio spontaneo del bambino. Durante le sessioni di gioco o di interazione libera, il logopedista osserva il bambino mentre comunica, valutando aspetti come la varietà del vocabolario, la complessità delle frasi e l'uso della sintassi. L'osservazione in contesti naturali offre informazioni preziose sul linguaggio effettivamente utilizzato dal bambino nelle situazioni quotidiane.

- **Interazione giocosa**: il gioco è uno strumento essenziale per stimolare il linguaggio. Osservare come il bambino descrive gli oggetti, narra storie o risponde alle domande durante il gioco aiuta a valutare la capacità di costruire frasi e di utilizzare il linguaggio in modo funzionale.

- **Osservazione in contesti sociali**: monitorare il linguaggio del bambino in presenza di coetanei o familiari permette di valutare anche le competenze pragmatiche, come l'alternanza dei turni di parola e l'adeguatezza del tono.

Test Standardizzati e Strumenti di Valutazione

Per una valutazione precisa e comparabile delle abilità linguistiche, vengono utilizzati **test standardizzati** che misurano il livello linguistico in relazione a criteri di età e sviluppo. Questi strumenti permettono di analizzare aspetti specifici del linguaggio, come la comprensione, la produzione, la sintassi e la fonologia.

- **Test di sviluppo del linguaggio**: questi test valutano il vocabolario, la struttura grammaticale e le competenze semantiche, confrontando le prestazioni del bambino con quelle di una popolazione di riferimento.
- **Valutazioni fonologiche**: strumenti come il test di discriminazione fonologica aiutano a identificare eventuali difficoltà di pronuncia o di percezione dei suoni del linguaggio, permettendo un intervento mirato.
- **Questionari per i genitori e insegnanti**: coinvolgere genitori e insegnanti attraverso questionari strutturati consente di ottenere una visione complessiva delle abilità linguistiche del bambino in diversi contesti e di monitorare eventuali progressi o regressioni.

Registrazione e Analisi della Produzione Verbale

La **registrazione audio e video** delle interazioni consente al logopedista di rivedere e analizzare dettagliatamente la produzione linguistica del bambino. Questi strumenti sono utili per misurare il numero di parole, la complessità delle frasi e la varietà del vocabolario utilizzato, offrendo una base concreta per valutare i progressi nel tempo.

- **Analisi qualitativa**: permette di identificare le strategie linguistiche spontanee del bambino, come l'uso di sinonimi o la riformulazione delle frasi, che indicano una maturazione cognitiva e linguistica.

- **Analisi quantitativa**: consente di misurare parametri specifici, come la lunghezza media delle frasi (MLU) e il numero di errori sintattici, offrendo una visione oggettiva della competenza linguistica.

Monitoraggio Continuo e Documentazione dei Progressi

Il **monitoraggio continuo** permette al logopedista di adattare il piano terapeutico in base alle esigenze del bambino e ai progressi compiuti. La documentazione dei progressi linguistici fornisce un quadro evolutivo delle abilità acquisite, consentendo di identificare le aree che richiedono ulteriore supporto.

- **Piano di intervento personalizzato**: basato sulle osservazioni e sui risultati dei test, il logopedista può stabilire obiettivi specifici e realistici per il bambino.
- **Valutazione periodica**: effettuare valutazioni periodiche consente di verificare l'efficacia delle tecniche terapeutiche adottate e di apportare modifiche per ottimizzare i risultati.

Questi metodi di osservazione e monitoraggio rappresentano la base per un intervento logopedico efficace, permettendo di seguire l'evoluzione del linguaggio e di fornire un supporto mirato allo sviluppo linguistico del bambino.

6 FONDAMENTI DI LINGUISTICA APPLICATA ALLA LOGOPEDIA

6.1 ELEMENTI FONOLOGICI, MORFOLOGICI E SINTATTICI

La linguistica applicata alla logopedia fornisce un quadro teorico essenziale per comprendere i processi linguistici e per intervenire efficacemente nelle difficoltà del linguaggio. I tre principali ambiti linguistici – fonologia, morfologia e sintassi – costituiscono le basi per analizzare e trattare i disturbi del linguaggio. Ogni ambito è coinvolto in modo specifico nella produzione e nella comprensione del linguaggio, fornendo al logopedista strumenti per valutare e sviluppare le abilità linguistiche dei pazienti.

Fonologia: Suoni del Linguaggio e Distinzione Fonemica

La **fonologia** studia il sistema dei suoni di una lingua e le regole che ne governano l'organizzazione. In logopedia, l'analisi fonologica è fondamentale per valutare la capacità del paziente di distinguere e produrre correttamente i fonemi, le unità minime di suono che distinguono significati diversi (come /p/ e /b/ in "palla" e "balla").

- **Discriminazione fonemica**: la capacità di distinguere tra suoni simili è cruciale per una corretta comprensione e produzione del linguaggio. I pazienti con difficoltà fonologiche possono avere problemi di discriminazione fonemica, manifestando errori come omissioni, sostituzioni o distorsioni dei suoni.

- **Processi fonologici**: alcuni bambini utilizzano processi fonologici semplificativi, come la riduzione delle consonanti o l'eliminazione dei suoni finali, che sono normali durante lo sviluppo, ma che possono diventare problematici se persistono oltre una certa età. La logopedia aiuta a superare queste semplificazioni, favorendo una produzione fonetica più accurata.

Morfologia: Struttura delle Parole e Formazione dei Morfemi

La **morfologia** è la disciplina che studia la struttura interna delle parole e le unità minime di significato, chiamate morfemi. La comprensione morfologica è fondamentale per lo sviluppo di un vocabolario ricco e per la formazione di parole nuove, tramite l'uso di suffissi, prefissi e altre alterazioni.

- **Morfemi liberi e legati**: i morfemi liberi (come "cane") possono esistere da soli, mentre i morfemi legati (come "-ina" in "casina") devono essere associati ad altre parole per avere un significato. La consapevolezza morfologica permette di comprendere e utilizzare correttamente i vari elementi che compongono le parole.

- **Morfologia derivazionale e flessionale**: la morfologia derivazionale permette di creare nuove parole (come da "leggere" a "lettura"), mentre la morfologia flessionale modifica il significato grammaticale senza creare nuove parole (come "cane" e "cani"). I pazienti con difficoltà morfologiche possono manifestare problemi di concordanza o di uso dei tempi verbali, ostacolando la comprensione e la comunicazione.

Sintassi: Struttura delle Frasi e Ordine delle Parole

La **sintassi** riguarda le regole che governano l'ordine e l'organizzazione delle parole nelle frasi. La competenza sintattica consente di costruire frasi complete e significative, utilizzando correttamente i vari elementi grammaticali. Una buona padronanza della sintassi è essenziale per un linguaggio fluente e comprensibile.

- **Ordine delle parole**: in italiano, l'ordine tipico è Soggetto-Verbo-Oggetto, ma la sintassi consente anche di modificare questa struttura per enfatizzare determinate informazioni. I pazienti con problemi sintattici possono avere difficoltà a rispettare l'ordine corretto, creando frasi che risultano incomplete o poco chiare.

- **Connettivi e subordinazione**: i connettivi e le strutture subordinate arricchiscono il linguaggio, permettendo di esprimere idee complesse e di collegare frasi tra loro. La logopedia aiuta i pazienti a utilizzare questi elementi, migliorando la coerenza e la complessità del linguaggio.

Applicazione in Logopedia

La conoscenza di fonologia, morfologia e sintassi permette al logopedista di sviluppare interventi mirati per affrontare disturbi specifici. Un intervento fonologico può includere esercizi di discriminazione e produzione dei suoni, mentre un trattamento morfologico può concentrarsi sull'uso corretto dei suffissi e delle concordanze. Infine, la riabilitazione sintattica coinvolge esercizi per migliorare la costruzione delle frasi e l'uso appropriato dei connettivi, favorendo così una comunicazione più fluida ed efficace.

6.2 PRAGMATICA E SIGNIFICATO NEL LINGUAGGIO

La pragmatica e la semantica sono due componenti centrali nell'acquisizione e nell'uso del linguaggio, poiché permettono di comprendere e produrre messaggi che siano non solo grammaticalmente corretti, ma anche adeguati al contesto comunicativo. In logopedia, l'analisi della pragmatica e del significato semantico è essenziale per aiutare i pazienti a sviluppare una comunicazione efficace e a superare difficoltà di comprensione e interpretazione dei messaggi linguistici.

Pragmatica: Uso del Linguaggio in Contesti Sociali

La **pragmatica** studia il modo in cui il linguaggio viene utilizzato nelle interazioni sociali, tenendo conto del contesto, delle intenzioni dell'interlocutore e delle convenzioni comunicative. La pragmatica comprende aspetti come il tono della voce, l'alternanza dei turni di parola e l'adattamento del linguaggio in base all'interlocutore e alla situazione. La difficoltà a gestire queste regole può ostacolare la comprensione e la partecipazione nelle interazioni sociali, soprattutto in contesti formali.

- **Intenzioni comunicative**: uno degli aspetti fondamentali della pragmatica è la capacità di riconoscere e interpretare le intenzioni dell'interlocutore. Ad esempio, comprendere quando qualcuno sta usando l'ironia, facendo una domanda retorica o esprimendo un desiderio. I pazienti con difficoltà pragmatiche possono avere difficoltà a cogliere queste sfumature, reagendo in modo inappropriato o non rispondendo nel modo previsto.

- **Turni di parola**: l'alternanza dei turni di parola è una competenza pragmatica essenziale nelle conversazioni. La capacità di rispettare i turni, di non interrompere e di rispondere al momento giusto è cruciale per un'interazione fluida. I pazienti con deficit pragmatici possono presentare difficoltà nel gestire i turni, risultando invadenti o, al contrario, ritirandosi troppo presto dalla conversazione.

- **Adattamento al contesto**: l'uso appropriato del linguaggio varia in base al contesto e alla relazione tra gli interlocutori. La capacità di modulare il linguaggio formale o informale a seconda della situazione è un'altra competenza pragmatica importante, spesso carente in persone con disturbi del linguaggio di tipo pragmatico.

Semantica: Significato delle Parole e Relazioni tra i Concetti

La **semantica** si occupa dello studio del significato delle parole e delle frasi, esplorando come i concetti si organizzano e si relazionano tra loro all'interno del linguaggio. Un buon livello di comprensione semantica permette al parlante di esprimere idee complesse, utilizzare sinonimi e antonimi e costruire frasi che trasmettano messaggi chiari e coerenti.

- **Concetti e categorie**: la capacità di organizzare le parole in categorie e di comprenderne i significati permette di costruire un linguaggio articolato. I pazienti con difficoltà semantiche possono avere problemi a distinguere tra significati simili, ad esempio tra parole come "cane" e "cucciolo", o a identificare relazioni semantiche tra concetti.

- **Polisemia e ambiguità**: molte parole hanno significati multipli, e la comprensione del significato appropriato in base al contesto è una capacità semantica avanzata. I pazienti con difficoltà semantiche possono fraintendere le parole polisemiche o ambigue, interpretando in modo letterale espressioni che richiedono una comprensione più astratta.

- **Reti semantiche**: comprendere come le parole si relazionano tra loro all'interno di reti concettuali è essenziale per una comunicazione chiara. Le reti semantiche permettono di associare i significati e di costruire frasi e concetti complessi. Un deficit nella costruzione delle reti semantiche può portare a difficoltà nell'organizzare e strutturare le idee.

Applicazioni in Logopedia

La pragmatica e la semantica sono componenti fondamentali per la comprensione e la produzione del linguaggio funzionale, e i disturbi legati a queste aree possono limitare le capacità comunicative del paziente. In logopedia, le tecniche per migliorare la competenza pragmatica e semantica includono:

- **Giochi di ruolo**: utilizzati per sviluppare le abilità pragmatiche, simulando contesti sociali dove il paziente può esercitarsi nel rispettare i turni di parola, nel riconoscere le intenzioni altrui e nel modulare il linguaggio.

- **Esercizi di categorizzazione e associazione**: aiutano a sviluppare le reti semantiche e a migliorare la comprensione delle relazioni tra i concetti, stimolando la capacità di identificare sinonimi, antonimi e parole correlate.

- **Pratica di comprensione del contesto**: attraverso scenari e testi ambigui o polisemi, il paziente può esercitarsi nella decodifica del significato corretto in base alla situazione, migliorando la capacità di interpretazione semantica.

L'integrazione di tecniche pragmatiche e semantiche nell'intervento logopedico è essenziale per aiutare il paziente a sviluppare una comunicazione ricca e funzionale, favorendo un uso del linguaggio appropriato e contestuale nelle diverse interazioni sociali.

6.3 STRUMENTI DI ANALISI LINGUISTICA PER IL LOGOPEDISTA

L'analisi linguistica è uno strumento essenziale per valutare le competenze linguistiche dei pazienti e per individuare eventuali aree di difficoltà. I logopedisti utilizzano una varietà di strumenti e tecniche di analisi linguistica che consentono di misurare e interpretare le abilità del paziente nei diversi ambiti del linguaggio – fonologia, morfologia, sintassi, semantica e pragmatica – e di strutturare interventi mirati per il miglioramento delle competenze comunicative.

Test Standardizzati di Valutazione Linguistica

I **test standardizzati** forniscono una valutazione quantitativa delle abilità linguistiche, permettendo di confrontare le prestazioni del paziente con quelle di una popolazione di riferimento. Questi test sono particolarmente utili per identificare disturbi specifici e per monitorare i progressi durante il percorso terapeutico.

- **Test fonologici**: valutano la capacità di riconoscere e produrre i suoni del linguaggio, misurando l'accuratezza nella pronuncia e nella discriminazione fonetica. I test fonologici sono spesso utilizzati nei casi di difficoltà nella produzione dei suoni, come nelle dislalie.

- **Test di comprensione e produzione verbale**: analizzano la capacità del paziente di comprendere e produrre frasi e parole. Questi test consentono di valutare la competenza morfologica e sintattica e di individuare difficoltà specifiche, come il ritardo nella costruzione delle frasi.

- **Test di abilità pragmatiche**: questi test valutano la capacità del paziente di usare il linguaggio in contesti sociali. Si concentrano sulla comprensione delle intenzioni comunicative, sull'uso appropriato dei turni di parola e sulla modulazione del linguaggio in base al contesto.

Analisi Linguistica Qualitativa

L'**analisi linguistica qualitativa** offre una valutazione dettagliata e flessibile delle competenze linguistiche, fornendo al logopedista una comprensione approfondita delle strategie comunicative del paziente. Attraverso l'osservazione diretta e l'analisi del linguaggio spontaneo, il logopedista può raccogliere informazioni su aspetti linguistici che potrebbero non emergere dai test standardizzati.

- **Trascrizione e analisi del linguaggio spontaneo**: il logopedista registra e trascrive le produzioni linguistiche del paziente, analizzando aspetti come la lunghezza media delle frasi, la varietà del vocabolario e la complessità sintattica. Questo tipo di analisi è particolarmente utile nei pazienti che presentano difficoltà pragmatiche o semantiche.

- **Analisi delle reti semantiche**: attraverso esercizi di associazione di parole e di categorizzazione, il logopedista valuta la capacità del paziente di organizzare i concetti e di identificare le relazioni tra i significati. Questa analisi è essenziale per comprendere le difficoltà di comprensione e produzione del vocabolario.

Strumenti Tecnologici per l'Analisi del Linguaggio

Le tecnologie avanzate offrono strumenti sofisticati per l'analisi linguistica, permettendo una valutazione dettagliata delle caratteristiche fonetiche, morfologiche e sintattiche del linguaggio. Questi strumenti consentono di registrare e analizzare i dati linguistici in modo rapido e preciso, migliorando l'efficacia della valutazione logopedica.

- **Software di analisi acustica**: programmi come Praat consentono di analizzare le caratteristiche acustiche del linguaggio, come la frequenza, l'intensità e la durata dei suoni. Questa analisi è utile per valutare le difficoltà nella produzione vocale e per identificare le alterazioni nella qualità della voce.

- **Piattaforme di trascrizione e annotazione**: strumenti di trascrizione assistita permettono di registrare e trascrivere le conversazioni in modo accurato, consentendo al logopedista di annotare errori e particolarità del linguaggio. Questi strumenti facilitano il monitoraggio dei progressi e l'adattamento del piano terapeutico.

Osservazione e Coinvolgimento di Familiari e Insegnanti

Il coinvolgimento di **familiari e insegnanti** è fondamentale per una valutazione completa delle abilità linguistiche del paziente. Attraverso questionari strutturati e osservazioni, il logopedista può ottenere informazioni preziose sul linguaggio del paziente in diversi contesti, arricchendo la valutazione con una prospettiva multidimensionale.

- **Questionari per i familiari**: i genitori o i caregiver possono fornire dettagli sulle interazioni quotidiane del paziente, aiutando il logopedista a identificare eventuali difficoltà pragmatiche o comportamenti linguistici specifici.

- **Osservazione in ambito scolastico**: gli insegnanti possono fornire informazioni sulle competenze linguistiche del bambino in un contesto sociale ampio, dove l'interazione con i coetanei e le attività di gruppo offrono un quadro chiaro delle capacità comunicative e delle aree di miglioramento.

Questi strumenti di analisi linguistica, combinati con l'osservazione diretta e il feedback dei familiari, forniscono al logopedista una visione completa e accurata delle abilità linguistiche del paziente, permettendo di definire obiettivi terapeutici specifici e di monitorare i progressi nel tempo.

6.4 LINGUISTICA E SOCIOLINGUISTICA NEI CONTESTI CLINICI

L'approccio sociolinguistico applicato alla logopedia si concentra sulle variazioni linguistiche in relazione al contesto sociale e culturale, riconoscendo l'importanza delle differenze culturali e delle norme sociali che influenzano il linguaggio. La linguistica e la sociolinguistica nei contesti clinici rappresentano elementi essenziali per una pratica logopedica efficace e rispettosa delle specificità individuali. La comprensione di questi fattori permette al logopedista di adattare gli interventi terapeutici alle caratteristiche linguistiche e culturali dei pazienti.

Variazioni Linguistiche e Identità Culturale

Il linguaggio è strettamente legato all'identità culturale di una persona, e le differenze linguistiche possono riflettere aspetti fondamentali della personalità e della storia sociale di ciascun individuo. La comprensione delle variazioni linguistiche, che includono dialetti, registri e stili di comunicazione, è cruciale per un intervento logopedico efficace.

- **Dialetti e variazioni regionali**: i pazienti possono utilizzare dialetti o varianti regionali che influenzano il vocabolario, la fonologia e la sintassi. È importante che il logopedista riconosca queste variazioni come legittime e non necessariamente patologiche, adattando il trattamento senza alterare l'identità linguistica del paziente.

- **Bilinguismo e multilinguismo**: i pazienti bilingui o multilingui possono presentare particolarità linguistiche che riflettono l'influenza reciproca delle lingue apprese. In logopedia, è essenziale valutare le competenze linguistiche in ciascuna lingua del paziente e considerare come il bilinguismo influenzi la produzione e la comprensione del linguaggio.

Contesto Sociale e Pragmatica del Linguaggio

La pragmatica del linguaggio varia notevolmente in base al contesto sociale e culturale. I pazienti provenienti da culture diverse possono avere modelli di comunicazione che differiscono nei tempi di risposta, nel contatto visivo, nell'uso del tono e nella gestione dei turni di parola. La comprensione di queste differenze è fondamentale per evitare interpretazioni errate delle abilità comunicative del paziente.

- **Aspetti pragmatici culturali**: alcune culture danno priorità all'interazione non verbale e all'uso del contesto per interpretare i significati, mentre altre si basano principalmente sulla comunicazione verbale diretta. Il logopedista deve essere consapevole di queste differenze per rispettare lo stile comunicativo del paziente e adattare le strategie terapeutiche di conseguenza.

- **Uso dei registri formali e informali**: in alcuni contesti culturali, l'uso di un linguaggio formale è associato al rispetto e all'autorità, mentre in altri si preferisce uno stile informale e diretto. In logopedia, è utile aiutare i pazienti a riconoscere e utilizzare i registri linguistici appropriati a seconda delle situazioni.

Sensibilità Culturale e Adattamento delle Tecniche Terapeutiche

La sensibilità culturale è essenziale per costruire un rapporto di fiducia con i pazienti e per offrire un trattamento che rispetti le loro convinzioni e preferenze. Questo approccio culturale si traduce nell'adattamento delle tecniche terapeutiche per rispondere in modo più efficace alle esigenze individuali.

- **Adattamento delle strategie di comunicazione**: in base al background culturale del paziente, il logopedista può modulare il proprio stile comunicativo per facilitare la comprensione e creare un ambiente terapeutico più accogliente e familiare.

- **Scelta dei materiali e degli argomenti**: i materiali utilizzati in logopedia (libri, immagini, giochi) dovrebbero riflettere e rispettare le esperienze culturali del paziente, favorendo un coinvolgimento attivo e un maggiore interesse nell'intervento terapeutico.

Importanza della Sociolinguistica nella Valutazione e nell'Intervento Logopedico

La sociolinguistica fornisce al logopedista una prospettiva più ampia, che va oltre le capacità linguistiche tecniche, consentendo di valutare l'uso del linguaggio nel contesto sociale del paziente. Considerare la sociolinguistica nella valutazione e nell'intervento terapeutico consente di:

- **Evitare interpretazioni errate**: il riconoscimento delle variazioni linguistiche e culturali riduce il rischio di interpretare erroneamente come patologici alcuni tratti del linguaggio che sono in realtà normali nel contesto culturale del paziente.

- **Personalizzare l'intervento**: un intervento logopedico personalizzato tiene conto delle caratteristiche culturali e linguistiche del paziente, rendendo il trattamento più efficace e rispettoso della sua identità.

Integrando la sociolinguistica e la sensibilità culturale nella pratica logopedica, i professionisti possono offrire un intervento che rispetta la diversità linguistica e culturale dei pazienti, migliorando l'efficacia delle terapie e promuovendo una comunicazione inclusiva.

7 VALUTAZIONE NEUROPSICOLOGICA NEI BAMBINI

7.1 METODOLOGIE DI VALUTAZIONE DELLO SVILUPPO NEUROPSICOLOGICO

La valutazione neuropsicologica nei bambini rappresenta uno strumento fondamentale per identificare eventuali difficoltà cognitive, linguistiche e sociali. Questi strumenti diagnostici permettono di comprendere il profilo neuropsicologico del bambino, offrendo indicazioni utili per pianificare interventi terapeutici specifici. In logopedia, la valutazione neuropsicologica supporta l'identificazione dei punti di forza e delle aree di difficoltà del bambino, in particolare nelle abilità linguistiche e cognitive.

Principali Aree di Valutazione Neuropsicologica

La valutazione neuropsicologica nei bambini include l'analisi di varie competenze, ognuna delle quali rappresenta una componente fondamentale per il corretto sviluppo linguistico e cognitivo.

- **Capacità attentive e di concentrazione**: l'attenzione è una funzione cognitiva essenziale per l'apprendimento e la comunicazione. Nei bambini con difficoltà attentive, è spesso necessario lavorare su tecniche che migliorino la capacità di mantenere e focalizzare l'attenzione, aumentando l'efficacia dell'intervento logopedico.

- **Memoria**: la memoria, sia a breve termine che a lungo termine, gioca un ruolo chiave nella comprensione e produzione del linguaggio. La valutazione neuropsicologica misura la capacità del bambino di memorizzare parole, frasi e concetti, identificando eventuali deficit che potrebbero ostacolare l'apprendimento linguistico.

- **Funzioni esecutive**: le funzioni esecutive, come pianificazione, organizzazione e controllo inibitorio, sono importanti per la gestione della comunicazione. Bambini con difficoltà nelle funzioni esecutive possono mostrare disorganizzazione nel discorso o difficoltà a rispettare i turni di parola.

- **Capacità di percezione visuo-spaziale**: fondamentale per la lettura e la scrittura, la percezione visuo-spaziale aiuta a orientarsi tra lettere e parole, supportando la comprensione del testo scritto.

Strumenti e Test di Valutazione Neuropsicologica

Diversi test standardizzati vengono utilizzati per valutare le abilità cognitive e linguistiche del bambino. Questi strumenti offrono una visione completa delle competenze neuropsicologiche e possono essere combinati per creare un quadro dettagliato dello sviluppo del bambino.

- **Test di Wechsler Intelligence Scale for Children (WISC)**: uno dei test più comuni per valutare il quoziente intellettivo e le abilità cognitive generali nei bambini. È utile per ottenere una panoramica del funzionamento cognitivo globale e per identificare eventuali aree di debolezza.

- **Batteria di valutazione neuropsicologica per l'età evolutiva (NEPSY-II)**: valutazione che copre diverse aree neuropsicologiche, tra cui linguaggio, attenzione, memoria e funzioni esecutive. È uno strumento versatile per identificare le difficoltà specifiche in bambini con disordini dello sviluppo.

- **Test di memoria per le figure e le parole**: questi test valutano la capacità di ricordare e richiamare parole o immagini, rilevando eventuali deficit mnemonici che possono ostacolare il linguaggio e l'apprendimento.

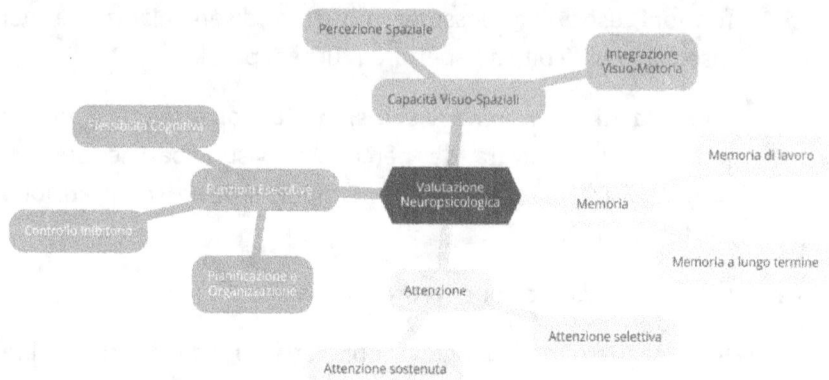

Importanza della Valutazione Neuropsicologica in Logopedia

La valutazione neuropsicologica in logopedia fornisce dati essenziali per comprendere i fattori che influenzano l'apprendimento linguistico e per personalizzare gli interventi. I risultati permettono di identificare le abilità cognitive che sostengono il linguaggio e quelle che richiedono un supporto specifico, favorendo un approccio terapeutico mirato e basato su evidenze. La collaborazione con neuropsicologi e altri specialisti arricchisce il quadro diagnostico, garantendo un supporto globale al bambino.

7.2 TEST NEUROPSICOLOGICI E CRITERI DIAGNOSTICI

I test neuropsicologici forniscono dati quantitativi e qualitativi sulle capacità cognitive e linguistiche dei bambini, permettendo di identificare eventuali disturbi e di stabilire criteri diagnostici chiari. In logopedia, questi strumenti sono essenziali per individuare le aree di difficoltà e per sviluppare un piano di intervento mirato. La valutazione si basa su criteri diagnostici specifici che tengono conto delle tappe di sviluppo e delle caratteristiche cognitive del bambino.

Principali Test Neuropsicologici Utilizzati in Età Evolutiva

Diversi test neuropsicologici vengono comunemente utilizzati per valutare lo sviluppo cognitivo e linguistico nei bambini. Questi test misurano specifiche abilità e forniscono un profilo dettagliato delle competenze del bambino.

- **Test delle Matrici di Raven**: misura l'intelligenza non verbale e le abilità di risoluzione dei problemi, valutando la capacità di identificare e comprendere i modelli visivi. È utile per bambini con difficoltà di linguaggio, poiché consente di valutare il potenziale cognitivo senza dipendere dalle abilità verbali.

- **Test di Memoria e Apprendimento Verbale per Bambini (TAVECI)**: valutazione specifica delle capacità mnemoniche e di apprendimento verbale, che analizza la capacità del bambino di memorizzare parole e frasi. Questo test è essenziale per comprendere le difficoltà di memorizzazione che possono influire sull'acquisizione linguistica.

- **Test di Attenzione Selettiva e Sostenuta**: misura la capacità di concentrazione e l'attenzione sostenuta, che sono cruciali per l'apprendimento e l'elaborazione delle informazioni linguistiche. I bambini con difficoltà di attenzione possono avere problemi nel mantenere il focus sulle attività verbali, influenzando la comprensione e la produzione del linguaggio.

Di seguito una tabella riassuntiva che include i principali test neuropsicologici, le abilità valutate e l'età consigliata per la somministrazione.

Nome del Test	Abilità Valutate	Età Consigliata
Wechsler Intelligence Scale for Children (WISC)	Quoziente intellettivo, abilità cognitive generali (memoria, comprensione verbale, ragionamento visuo-spaziale)	6 - 16 anni
Matrici di Raven	Intelligenza non verbale, risoluzione di problemi, comprensione visuo-spaziale	5 anni e oltre
NEPSY-II	Linguaggio, attenzione, memoria, funzioni esecutive, abilità visuo-spaziali	3 - 16 anni
TAVECI (Test di Apprendimento Verbale per Bambini)	Memoria verbale, apprendimento, capacità di richiamo verbale	7 - 16 anni
Test di Stroop per l'Età Evolutiva	Attenzione selettiva, controllo inibitorio, velocità di elaborazione	5 anni e oltre
Test di Memoria di Lavoro Corsi	Memoria visuo-spaziale a breve termine, memoria di lavoro	5 anni e oltre
Test di Attenzione Sostenuta (CPT - Continuous Performance Test)	Attenzione sostenuta e selettiva, impulsività	6 anni e oltre
Bender Visual-Motor Gestalt Test	Coordinazione visuo-motoria, percezione visiva, capacità di copia	4 - 10 anni

Criteri Diagnostici per i Disturbi Neuropsicologici e Linguistici

La diagnosi dei disturbi neuropsicologici e linguistici si basa su criteri specifici che tengono conto dell'età del bambino e delle tappe di sviluppo attese. I criteri diagnostici sono fondamentali per distinguere tra un ritardo di sviluppo transitorio e un disturbo persistente.

- **Ritardo linguistico**: il bambino mostra un vocabolario limitato, difficoltà nella costruzione di frasi e problemi nella comprensione del linguaggio rispetto ai coetanei. Il ritardo linguistico è spesso diagnosticato quando il bambino non raggiunge le tappe linguistiche attese, ma può rispondere positivamente a interventi precoci.

- **Disturbo del linguaggio**: caratterizzato da difficoltà persistenti nella produzione e comprensione delle parole, frasi o discorsi, che interferiscono con la comunicazione quotidiana. A differenza del ritardo linguistico, i disturbi del linguaggio tendono a persistere anche con l'intervento terapeutico e possono influenzare anche la lettura e la scrittura.

- **Deficit delle funzioni esecutive**: il bambino può presentare problemi di pianificazione, organizzazione e controllo inibitorio, che incidono sulla capacità di comunicare e partecipare alle attività scolastiche e sociali. Questo tipo di deficit può portare a difficoltà di attenzione e concentrazione, che interferiscono con l'apprendimento linguistico.

Importanza dei Test e dei Criteri Diagnostici in Logopedia

L'uso dei test neuropsicologici e l'applicazione di criteri diagnostici specifici consentono ai logopedisti di individuare le competenze e le difficoltà del bambino in modo accurato. La conoscenza dei criteri diagnostici permette di:

- **Personalizzare l'intervento**: i test forniscono informazioni dettagliate che aiutano a strutturare un programma terapeutico basato sulle esigenze cognitive e linguistiche specifiche del bambino.

- **Monitorare i progressi**: l'uso ripetuto dei test consente di valutare i miglioramenti e di adattare gli obiettivi terapeutici in base ai progressi compiuti.

- **Collaborare con altri specialisti**: i risultati dei test e i criteri diagnostici facilitano la collaborazione con neuropsicologi, psicologi e insegnanti, favorendo un approccio multidisciplinare alla gestione del disturbo.

Un intervento logopedico basato su una diagnosi precisa e su criteri diagnostici chiari è essenziale per migliorare la qualità della vita del bambino e per favorire un progresso armonico delle sue capacità linguistiche e cognitive.

7.3 PROFILO NEUROPSICOLOGICO DEI DISTURBI LINGUISTICI INFANTILI

Il profilo neuropsicologico dei disturbi linguistici infantili offre una visione completa delle abilità cognitive e linguistiche compromesse, permettendo di sviluppare interventi specifici che rispondano alle esigenze di ogni bambino. Questi profili aiutano a identificare le competenze che richiedono supporto, come la memoria, l'attenzione o le funzioni esecutive, offrendo un quadro dettagliato delle aree di debolezza e delle potenzialità del bambino.

Disturbo Specifico del Linguaggio (DSL)

Il **Disturbo Specifico del Linguaggio** (DSL) è caratterizzato da difficoltà persistenti nell'acquisizione del linguaggio, non attribuibili ad altri deficit sensoriali, cognitivi o neurologici. I bambini con DSL mostrano un ritardo nello sviluppo delle competenze linguistiche, ma il profilo neuropsicologico evidenzia aree di forza e di debolezza specifiche.

- **Compromissione delle abilità fonologiche e sintattiche**: i bambini con DSL possono avere difficoltà nella produzione e nella comprensione delle strutture fonologiche e sintattiche, limitando la capacità di formulare frasi complesse.

- **Debolezza nella memoria di lavoro**: la memoria di lavoro verbale è spesso ridotta, con difficoltà a mantenere e manipolare informazioni linguistiche a breve termine, come sequenze di parole o frasi.
- **Abilità cognitive intatte**: in assenza di deficit cognitivi generali, i bambini con DSL possono mostrare una buona comprensione visuo-spaziale, che può essere utilizzata per sviluppare strategie di apprendimento compensative.

Disturbo Fonologico

Il **Disturbo Fonologico** riguarda difficoltà specifiche nella produzione dei suoni e nella percezione fonetica. I bambini con questo disturbo spesso presentano un linguaggio poco chiaro, con errori di pronuncia che rendono difficile la comprensione.

- **Compromissione della consapevolezza fonologica**: la capacità di distinguere e manipolare i suoni del linguaggio è limitata, influenzando anche la futura acquisizione della lettura.
- **Difficoltà nella discriminazione auditiva**: i bambini con disturbo fonologico possono avere difficoltà a distinguere suoni simili, ostacolando il riconoscimento e la produzione di suoni corretti.
- **Memoria fonologica compromessa**: la capacità di memorizzare e riprodurre sequenze di suoni è ridotta, influenzando la fluenza e la coerenza del linguaggio.

Disturbo Pragmatico del Linguaggio

Il **Disturbo Pragmatico del Linguaggio** è caratterizzato da difficoltà nell'uso sociale del linguaggio. I bambini con questo disturbo possono avere competenze linguistiche strutturate, ma faticano a utilizzare il linguaggio in modo appropriato e a interpretare le intenzioni comunicative altrui.

- **Debolezza nelle competenze pragmatiche**: difficoltà a rispettare i turni di parola, a utilizzare un linguaggio adatto al contesto e a comprendere l'implicito nelle conversazioni.
- **Difficoltà nella comprensione delle intenzioni**: faticano a cogliere il significato indiretto o le emozioni sottostanti alle parole, compromettendo l'interazione sociale.
- **Capacità sintattiche e semantiche intatte**: a differenza di altri disturbi linguistici, i bambini con disturbo pragmatico mantengono una buona competenza grammaticale e un vocabolario adeguato.

Disturbo Associato a Condizioni Neurologiche (es. Paralisi Cerebrale)

I disturbi del linguaggio associati a condizioni neurologiche, come la **Paralisi Cerebrale**, possono presentare un profilo complesso che comprende difficoltà motorie, cognitive e linguistiche. Questi bambini possono manifestare problemi di linguaggio legati alle limitazioni fisiche e alle alterazioni neurologiche.

- **Compromissione delle abilità motorie**: le difficoltà motorie possono interferire con la produzione del linguaggio, limitando la capacità di articolare suoni e parole.
- **Deficit di attenzione e funzioni esecutive**: difficoltà di attenzione e di pianificazione possono rendere difficile seguire una conversazione o organizzare le frasi in modo coerente.
- **Memoria e comprensione linguistica**: in alcuni casi, possono essere presenti difficoltà nella comprensione e nella memorizzazione delle informazioni linguistiche, che ostacolano l'apprendimento.
- **Utilizzo del Profilo Neuropsicologico per Personalizzare l'Intervento**

Il profilo neuropsicologico fornisce una guida per sviluppare interventi terapeutici personalizzati, con obiettivi specifici per ogni bambino. Il logopedista può, ad esempio:

- **Rafforzare le abilità fonologiche e sintattiche** per i bambini con DSL, utilizzando strategie di ripetizione e di supporto alla memoria di lavoro.

- **Focalizzare l'intervento sulla consapevolezza fonologica** nei bambini con disturbo fonologico, aiutandoli a distinguere e pronunciare correttamente i suoni.

- **Migliorare le competenze pragmatiche** attraverso giochi di ruolo e simulazioni sociali per i bambini con disturbo pragmatico, sviluppando la consapevolezza del contesto.

- **Adattare la terapia alle capacità motorie e cognitive** nei casi di disturbi associati a condizioni neurologiche, utilizzando strumenti di comunicazione aumentativa per facilitare l'espressione.

Il profilo neuropsicologico permette di comprendere le specificità di ciascun disturbo e di adattare l'intervento logopedico alle caratteristiche individuali del bambino, favorendo uno sviluppo armonico delle abilità linguistiche.

7.4 USO DI INDICATORI NEUROPSICOLOGICI PER PIANI TERAPEUTICI PERSONALIZZATI

Gli indicatori neuropsicologici, ottenuti tramite test e valutazioni mirate, offrono una guida essenziale per la definizione di piani terapeutici personalizzati. In logopedia, l'uso di questi indicatori permette di strutturare un percorso di intervento che risponda alle specifiche esigenze cognitive e linguistiche del bambino, ottimizzando le strategie per affrontare le aree di debolezza e potenziare i punti di forza.

Identificazione degli Obiettivi Terapeutici

Gli indicatori neuropsicologici consentono di stabilire obiettivi chiari e realistici per l'intervento logopedico, adattati alle capacità e alle necessità del bambino. Gli obiettivi terapeutici variano in base ai risultati delle valutazioni neuropsicologiche e possono includere:

- **Miglioramento della memoria di lavoro**: per i bambini con difficoltà nel trattenere e manipolare informazioni linguistiche a breve termine, l'obiettivo terapeutico può essere il rafforzamento della memoria di lavoro attraverso esercizi di ripetizione e tecniche di associazione.

- **Incremento delle abilità attentive**: per i bambini che faticano a mantenere l'attenzione su attività verbali, possono essere definiti obiettivi che includano tecniche di rinforzo attentivo e giochi strutturati per sviluppare la capacità di concentrazione.

- **Sviluppo delle competenze fonologiche e sintattiche**: per i bambini con disturbi fonologici o sintattici, l'obiettivo primario può essere migliorare la consapevolezza fonologica e la costruzione di frasi attraverso esercizi di lettura e produzione verbale guidata.

Creazione di Piani di Intervento Personalizzati

Un piano terapeutico basato sugli indicatori neuropsicologici consente di adattare gli interventi alle specificità del bambino. Questo approccio permette di selezionare e combinare tecniche logopediche in base ai bisogni cognitivi e linguistici emersi durante la valutazione.

- **Esercizi di memoria verbale e non verbale**: possono essere utilizzati per rafforzare la capacità di richiamo e consolidamento delle informazioni. Giochi di memoria visuo-spaziale e verbale aiutano a stimolare le aree di debolezza individuate nella valutazione.

- **Training attentivo**: includendo attività che richiedono attenzione sostenuta e selettiva, come il completamento di sequenze o la risposta a stimoli specifici, si favorisce il miglioramento dell'attenzione. Questi esercizi aiutano i bambini a sviluppare una maggiore capacità di concentrazione, fondamentale per l'apprendimento linguistico.

- **Esercizi di consapevolezza fonologica**: per i bambini con difficoltà fonologiche, il logopedista può proporre attività che includano la segmentazione delle parole, l'identificazione di rime e la manipolazione dei suoni, migliorando così la comprensione e produzione dei suoni.

Monitoraggio e Adattamento dei Progressi Terapeutici

Gli indicatori neuropsicologici permettono di monitorare i progressi nel tempo, valutando l'efficacia del piano terapeutico e apportando modifiche in base ai risultati. Il monitoraggio continuo è fondamentale per adattare il percorso terapeutico e garantire che le strategie utilizzate continuino a rispondere alle esigenze del bambino.

- **Valutazioni periodiche**: ripetere i test neuropsicologici a intervalli regolari consente di misurare i miglioramenti e di identificare le aree che richiedono ulteriori interventi.

- **Feedback da genitori e insegnanti**: il coinvolgimento dei caregiver e degli educatori aiuta a monitorare i progressi del bambino in contesti quotidiani e scolastici, fornendo una visione completa dei cambiamenti.

- **Adattamento degli obiettivi terapeutici**: in base ai risultati delle valutazioni periodiche, gli obiettivi del piano terapeutico possono essere modificati o intensificati per ottimizzare l'intervento e rispondere a nuove necessità.

Importanza di un Approccio Multidisciplinare

Un piano terapeutico basato su indicatori neuropsicologici può essere ulteriormente potenziato attraverso la collaborazione con specialisti, come neuropsicologi, psicologi ed educatori, creando un approccio multidisciplinare che garantisce un supporto completo e coordinato per il bambino. Questo approccio permette di integrare il lavoro logopedico con tecniche psicologiche e didattiche, massimizzando i benefici dell'intervento.

Grazie agli indicatori neuropsicologici, i logopedisti possono creare piani terapeutici personalizzati e dinamici, rispondendo in modo preciso alle sfide individuali di ogni bambino e facilitando il raggiungimento del suo massimo potenziale comunicativo e cognitivo.

8 DISTURBI DELLA FONETICA E ARTICOLAZIONE DEL LINGUAGGIO

8.1 LE DISLALIE: DEFINIZIONI E TIPOLOGIE

Le dislalie sono disturbi della fonetica e dell'articolazione che si manifestano con difficoltà nella produzione di uno o più suoni del linguaggio. Questo tipo di disturbo può compromettere la chiarezza e l'intelligibilità del linguaggio, influendo sulla capacità comunicativa e sulla percezione sociale del bambino. Le dislalie si classificano in diverse tipologie in base alle caratteristiche e alle cause specifiche, permettendo di identificare e personalizzare il trattamento logopedico.

Definizione di Dislalie

La dislalia si manifesta con la sostituzione, omissione, distorsione o aggiunta di suoni durante la produzione linguistica. Questi errori possono riguardare sia suoni singoli, come /s/, /r/ o /l/, sia gruppi di suoni, come le consonanti doppie. Sebbene le dislalie siano comuni nei bambini in età prescolare, la loro persistenza oltre una certa età può indicare un disturbo fonetico che richiede un intervento logopedico.

- **Sostituzione**: il bambino sostituisce un suono con un altro, ad esempio producendo "tane" invece di "cane".

- **Omissione**: omissione completa di un suono, come dire "atto" invece di "gatto".

- **Distorsione**: produzione del suono in modo alterato o scorretto, spesso associato a difficoltà nell'articolazione.

- **Aggiunta**: inserimento di suoni aggiuntivi che non fanno parte della parola, come "calone" per "cane".

Tipologie di Dislalie

Le dislalie possono essere classificate in base alla causa e alla tipologia dell'errore, permettendo di adattare l'intervento logopedico alle caratteristiche specifiche del disturbo.

1. **Dislalie evolutive**: comuni nei bambini piccoli, che tendono a semplificare i suoni complessi durante lo sviluppo linguistico. Queste dislalie tendono a risolversi spontaneamente con l'età, ma in alcuni casi possono richiedere supporto logopedico per migliorare la pronuncia.

2. **Dislalie funzionali**: legate a un'alterazione nell'articolazione dei suoni senza che vi siano malformazioni fisiche. Spesso causate da abitudini scorrette o da un'inadeguata consapevolezza fonologica, le dislalie funzionali rispondono positivamente a esercizi di articolazione e consapevolezza fonetica.

3. **Dislalie organiche**: causate da malformazioni o anomalie strutturali dell'apparato fonatorio, come la presenza di palatoschisi, problemi dentali o alterazioni anatomiche. Queste dislalie possono richiedere un approccio combinato, con interventi logopedici e, talvolta, chirurgici.

4. **Dislalie audiogene**: derivano da problemi di udito che ostacolano la percezione e la produzione corretta dei suoni. L'ipoacusia impedisce al bambino di ascoltare con precisione i suoni linguistici, compromettendo la capacità di riprodurli accuratamente.

Tipologia di Dislalia	Caratteristiche Distintive	Esempi di Errori
Dislalie Evolutive	Errori comuni nei bambini in età prescolare, legati al naturale processo di acquisizione dei suoni; generalmente transitori	Sostituzione di /r/ con /l/ (es. "losa" per "rosa")
Dislalie Funzionali	Alterazioni nell'articolazione dei suoni senza anomalie fisiche; spesso dovute a scarsa consapevolezza fonetica	Pronuncia di /s/ con distorsione (es. "thole" per "sole")
Dislalie Organiche	Derivate da malformazioni anatomiche, come palatoschisi o problemi dentali; possono richiedere interventi multidisciplinari	Omissione di consonanti per difficoltà articolatorie (es. "atto" per "gatto")
Dislalie Audiogene	Causate da deficit uditivi che compromettono la percezione e riproduzione accurata dei suoni	Sostituzione di suoni simili (es. "tazza" per "cassa")

Importanza della Valutazione e Diagnosi

Una valutazione accurata è essenziale per identificare la causa specifica della dislalia e per stabilire un piano terapeutico adeguato. I logopedisti utilizzano strumenti diagnostici per analizzare la produzione fonetica e individuare gli errori, fornendo una base per la selezione delle tecniche riabilitative. La diagnosi precoce è cruciale per prevenire che il disturbo si consolidi e per favorire una corretta acquisizione delle abilità linguistiche.

8.2 DIAGNOSI DIFFERENZIALE NELLE ALTERAZIONI DELL'ARTICOLAZIONE

La diagnosi differenziale delle alterazioni dell'articolazione è fondamentale per identificare la causa specifica delle difficoltà fonetiche e per orientare un piano di intervento adeguato. Le difficoltà articolatorie possono derivare da diverse cause, come problemi funzionali, organici o legati all'udito, e richiedono una valutazione dettagliata per distinguere tra le varie condizioni.

Approccio alla Diagnosi Differenziale

Il processo di diagnosi differenziale si basa su una serie di valutazioni mirate, che comprendono l'analisi della produzione fonetica, l'osservazione della struttura e funzione dell'apparato fonatorio e la valutazione dell'udito. Ogni aspetto viene esaminato per escludere o confermare la presenza di specifici disturbi e per sviluppare un quadro chiaro delle difficoltà del paziente.

- **Valutazione Fonologica**: analizza la capacità del bambino di riconoscere e produrre i suoni corretti. Gli errori fonologici, come le sostituzioni o le omissioni, possono indicare dislalie funzionali o evolutive.

- **Esame Articolatorio**: verifica la capacità di articolare i suoni correttamente, identificando problemi specifici nei movimenti della lingua, delle labbra o della mandibola. Le difficoltà articolatorie possono essere un segno di dislalie organiche.

- **Screening Uditivo**: una valutazione dell'udito è essenziale per escludere dislalie audiogene, poiché un deficit uditivo può compromettere la percezione e la produzione accurata dei suoni.

Fattori Chiave per la Diagnosi Differenziale

Per distinguere tra le varie alterazioni articolatorie, i logopedisti prendono in considerazione diversi fattori chiave, tra cui la storia clinica del bambino, l'osservazione delle difficoltà linguistiche in contesti diversi e i risultati di test specifici.

- **Storia Clinica**: anamnesi dettagliata che include lo sviluppo del linguaggio e eventuali condizioni mediche, come malformazioni o infezioni dell'orecchio, che possono influire sulla produzione dei suoni.

- **Errore Tipico vs. Atipico**: osservare se gli errori sono tipici del normale sviluppo linguistico (come le dislalie evolutive) o se persistono in modo atipico, suggerendo un disturbo più strutturato, come le dislalie funzionali.

- **Confronto con Norme di Sviluppo**: confrontare la produzione fonetica del bambino con i parametri normativi per la sua età. Gli errori che persistono oltre l'età attesa possono indicare la necessità di un intervento.

Strumenti Utilizzati nella Diagnosi Differenziale

Diversi strumenti e test specifici vengono utilizzati per completare la diagnosi differenziale e per comprendere meglio le difficoltà articolatorie del bambino.

- **Test di Articolazione Standardizzati**: strumenti che valutano la capacità del bambino di pronunciare una serie di suoni e parole, aiutando a identificare gli errori specifici e a confrontare i risultati con le norme di sviluppo.

- **Esami Audiometrici**: includono test di screening uditivo per valutare la percezione sonora del bambino e per escludere dislalie audiogene.

- **Esame della Motricità Orale**: analizza i movimenti dell'apparato fonatorio, come la lingua e le labbra, per individuare limitazioni motorie che possono causare errori di articolazione.

Fattore Chiave	Descrizione	Test Specifici Associati
Valutazione Fonologica	Analisi della capacità del bambino di riconoscere e produrre suoni corretti	Test di discriminazione fonemica, Test di consapevolezza fonologica
Esame Articolatorio	Verifica della capacità di articolare i suoni correttamente, osservando movimenti e precisione	Test di articolazione standardizzati (es. GFTA)
Screening Uditivo	Valutazione dell'udito per escludere problemi audiogeni che compromettono la percezione sonora	Audiometria tonale, Audiometria comportamentale
Storia Clinica e Anamnesi	Raccolta di informazioni sullo sviluppo linguistico e su eventuali condizioni mediche rilevanti	Questionari per genitori e anamnesi medica
Esame della Motricità Orale	Analisi dei movimenti di lingua, labbra e mandibola per individuare limitazioni motorie	Osservazione motricità orale, Test di funzione orale
Confronto con Norme di Sviluppo	Valutazione del linguaggio rispetto alle tappe di sviluppo normali per l'età del bambino	Griglie di sviluppo linguistico e tabelle normative

Importanza della Diagnosi Differenziale in Logopedia

La diagnosi differenziale permette al logopedista di sviluppare un intervento mirato e appropriato. La comprensione delle cause specifiche delle difficoltà articolatorie consente di adattare le tecniche terapeutiche, ad esempio concentrandosi sugli esercizi di articolazione per le dislalie funzionali o su interventi multidisciplinari per le dislalie organiche. Un approccio preciso alla diagnosi differenziale migliora l'efficacia del trattamento e facilita il progresso del bambino.

8.3 METODI DI VALUTAZIONE PER LA DISLALIE

La valutazione delle dislalie è un processo fondamentale che consente al logopedista di individuare i suoni e le parole che risultano difficili per il bambino, oltre a determinare la tipologia e la gravità del disturbo. Attraverso test e osservazioni strutturate, è possibile costruire un profilo dettagliato delle difficoltà articolatorie e sviluppare un piano terapeutico mirato.

Osservazione e Raccolta di Dati

La valutazione delle dislalie inizia con un'osservazione strutturata delle produzioni linguistiche del bambino. Questo metodo permette di identificare spontaneamente gli errori fonetici e di raccogliere informazioni preliminari sul tipo di dislalia.

- **Osservazione in contesti quotidiani**: permette al logopedista di osservare il linguaggio del bambino in un ambiente naturale, come durante il gioco o la conversazione, rilevando eventuali errori di pronuncia e articolazione.
- **Registrazione delle produzioni verbali**: le registrazioni audio o video facilitano l'analisi dettagliata e permettono di confrontare le produzioni nel tempo, monitorando i progressi e gli errori ricorrenti.

Test di Articolazione e Produzione dei Suoni

I test di articolazione sono strumenti standardizzati che valutano la capacità del bambino di produrre correttamente i suoni in parole singole o in contesti specifici. Questi test permettono di individuare le difficoltà fonetiche e di classificare gli errori.

- **Goldman-Fristoe Test of Articulation (GFTA)**: uno dei test di articolazione più utilizzati, permette di valutare l'accuratezza dei suoni prodotti e di identificare errori specifici nella pronuncia di parole.

- **Test di ripetizione di parole e frasi**: il logopedista chiede al bambino di ripetere parole o frasi contenenti suoni specifici per verificare la capacità di articolazione in diversi contesti linguistici.

Valutazione Fonologica

La valutazione fonologica mira a identificare gli errori fonemici che influenzano la produzione del linguaggio, come le sostituzioni o le omissioni di suoni. Questo tipo di analisi è utile per comprendere se gli errori sono sistematici e per sviluppare interventi mirati.

- **Test di consapevolezza fonologica**: strumenti che valutano la capacità del bambino di riconoscere, segmentare e manipolare i suoni, come il "fonema iniziale" o il "fonema finale" di una parola.

- **Analisi degli errori fonologici**: il logopedista esamina se gli errori di pronuncia seguono schemi specifici, come la sostituzione di tutte le /r/ con /l/, per capire se sono presenti processi fonologici atipici.

Esame della Motricità Orale

L'esame della motricità orale valuta la capacità del bambino di utilizzare i muscoli facciali, labbra, lingua e mandibola durante la produzione dei suoni. Questo esame è fondamentale per distinguere le dislalie funzionali da quelle organiche, che possono essere legate a difficoltà motorie.

- **Test di mobilità della lingua e delle labbra**: il logopedista verifica la flessibilità e il controllo muscolare attraverso una serie di movimenti mirati, come il sollevamento della lingua o la chiusura delle labbra.

- **Osservazione della coordinazione motoria**: valutazione della capacità del bambino di eseguire movimenti coordinati, come gonfiare le guance o fare movimenti laterali con la lingua, che sono essenziali per una corretta articolazione.

Coinvolgimento dei Genitori e degli Insegnanti

I genitori e gli insegnanti possono fornire informazioni preziose sulle difficoltà articolatorie del bambino in vari contesti, completando la valutazione del logopedista.

- **Questionari e interviste**: i genitori possono rispondere a domande strutturate sui suoni che il bambino trova difficili, sulla frequenza degli errori e sulla reazione del bambino alle correzioni.
- **Feedback degli insegnanti**: l'osservazione del linguaggio del bambino a scuola offre una prospettiva sul modo in cui le difficoltà articolatorie influenzano la comunicazione con i coetanei e il rendimento scolastico.

Metodo di Valutazione	Descrizione	Strumenti o Tecniche Utilizzate
Osservazione e Raccolta di Dati	Valutazione preliminare del linguaggio del bambino in contesti naturali e spontanei.	Osservazione in contesti quotidiani, Registrazione delle produzioni verbali
Test di Articolazione	Analisi dell'accuratezza nella produzione dei suoni attraverso parole e frasi.	GFTA (Goldman-Fristoe Test of Articulation), Test di ripetizione di parole e frasi
Valutazione Fonologica	Identificazione degli errori fonemici e analisi dei processi fonologici atipici.	Test di consapevolezza fonologica, Analisi degli errori fonologici

Esame della Motricità Orale	Verifica della mobilità e coordinazione dei muscoli coinvolti nell'articolazione dei suoni.	Test di mobilità di lingua e labbra, Osservazione della coordinazione motoria
Coinvolgimento di Genitori e Insegnanti	Raccolta di informazioni aggiuntive sui comportamenti linguistici del bambino in contesti diversi.	Questionari e interviste ai genitori, Feedback degli insegnanti

Importanza della Valutazione Multidimensionale

Una valutazione completa e multidimensionale permette al logopedista di comprendere la natura delle difficoltà articolatorie del bambino e di adattare il trattamento in modo efficace. L'uso combinato di osservazioni, test standardizzati e feedback da parte dei caregiver garantisce una comprensione approfondita delle dislalie, facilitando il raggiungimento di una pronuncia chiara e corretta.

8.4 STRATEGIE E TECNICHE TERAPEUTICHE PER LA CORREZIONE ARTICOLATORIA

Le dislalie possono essere trattate con una varietà di tecniche terapeutiche volte a migliorare la capacità del bambino di produrre i suoni correttamente. L'intervento logopedico per le dislalie si focalizza su esercizi di consapevolezza fonetica, coordinazione motoria e rinforzo della produzione accurata dei suoni. Queste tecniche possono essere adattate in base alle caratteristiche specifiche del disturbo e alle esigenze individuali del bambino.

Esercizi di Consapevolezza Fonetica

La consapevolezza fonetica è fondamentale per aiutare il bambino a riconoscere e discriminare i suoni del linguaggio. Attraverso esercizi di consapevolezza fonetica, il bambino apprende a identificare i suoni difficili e a differenziarli dai suoni corretti.

- **Discriminazione fonemica**: l'esercizio prevede che il bambino distingua tra suoni simili (ad esempio, /s/ e /z/) attraverso giochi di ascolto e riconoscimento, migliorando la percezione dei suoni target.

- **Segmentazione e sintesi fonemica**: segmentare le parole in suoni distinti e successivamente riunirli favorisce la comprensione delle unità fonetiche e supporta una produzione più accurata.

Tecniche di Rinforzo Articolatorio

Le tecniche di rinforzo articolatorio aiutano il bambino a rafforzare e stabilizzare la produzione dei suoni corretti. Questi esercizi mirano a consolidare l'articolazione dei suoni, migliorando la fluenza e la precisione.

- **Rinforzo positivo**: il logopedista offre un feedback positivo ogni volta che il bambino produce il suono correttamente, motivandolo e incoraggiando la ripetizione del comportamento corretto.

- **Esercizi di ripetizione**: il bambino ripete parole o frasi che contengono i suoni difficili, concentrandosi sulla produzione accurata. La ripetizione frequente favorisce la memorizzazione della corretta articolazione.

Esercizi di Coordinazione Motoria Orale

Per le dislalie organiche e funzionali, è utile includere esercizi di coordinazione motoria che coinvolgano la lingua, le labbra e la mandibola, migliorando la capacità di articolazione.

- **Movimenti della lingua e delle labbra**: esercizi come il sollevamento della lingua, il movimento laterale o il soffiare aiutano a sviluppare la mobilità e il controllo muscolare necessari per l'articolazione precisa.

- **Esercizi di controllo del flusso d'aria**: attività come il soffiare bolle o dirigere il flusso d'aria attraverso una cannuccia permettono al bambino di controllare il flusso d'aria durante la produzione dei suoni, migliorando la qualità della fonazione.

Uso di Supporti Visivi e Tattici

L'utilizzo di supporti visivi e tattici può facilitare la comprensione e la produzione dei suoni corretti, offrendo al bambino un aiuto concreto per visualizzare e percepire i movimenti necessari per l'articolazione.

- **Specchio**: il bambino può osservare i movimenti delle proprie labbra e della lingua durante la produzione dei suoni, confrontandoli con quelli del logopedista per migliorare la precisione.

- **Feedback tattile**: toccare delicatamente punti specifici sulle guance o sul mento aiuta il bambino a percepire la corretta posizione della lingua o delle labbra per produrre determinati suoni.

Giochi e Attività Ludiche per il Rinforzo

L'uso di giochi e attività ludiche rende la terapia articolatoria più coinvolgente e piacevole per il bambino, incoraggiando la pratica continua dei suoni corretti in un contesto di gioco.

- **Giochi di ruolo**: situazioni simulate e giochi di ruolo consentono al bambino di esercitarsi nella produzione dei suoni in modo naturale e spontaneo.

- **App e strumenti digitali**: alcune applicazioni e strumenti digitali per la logopedia forniscono esercizi interattivi per la produzione fonetica, offrendo feedback immediato e stimoli visivi divertenti.

Tecnica Terapeutica	Descrizione	Esempi di Attività
Consapevolezza Fonetica	Sviluppo della capacità di riconoscere e discriminare i suoni del linguaggio	Discriminazione fonemica, Segmentazione e sintesi fonemica
Rinforzo Articolatorio	Consolidamento della produzione accurata dei suoni tramite ripetizione e rinforzi positivi	Esercizi di ripetizione, Rinforzo positivo
Coordinazione Motoria Orale	Miglioramento della mobilità e del controllo dei muscoli orali per una corretta articolazione	Movimenti della lingua e labbra, Esercizi di controllo del flusso d'aria
Supporti Visivi e Tattici	Utilizzo di strumenti visivi e tattili per aiutare il bambino a percepire e correggere i movimenti articolatori	Specchio, Feedback tattile
Attività Ludiche	Integrazione di giochi e strumenti digitali per rendere la pratica più coinvolgente e naturale	Giochi di ruolo, App e strumenti digitali per la logopedia

Importanza di un Intervento Personalizzato e Continuativo

La correzione articolatoria richiede un intervento personalizzato, adattato alle specifiche esigenze del bambino. La continuità della pratica è essenziale per consolidare le abilità acquisite, e la partecipazione dei genitori può supportare il progresso terapeutico anche al di fuori delle sessioni di logopedia. La combinazione di queste tecniche facilita il raggiungimento di una produzione chiara e corretta, migliorando la comunicazione del bambino.

9 RITARDO DEL LINGUAGGIO: CAUSE E DIAGNOSI

9.1 CARATTERISTICHE CLINICHE DEL RITARDO DEL LINGUAGGIO

Il ritardo del linguaggio è una condizione in cui lo sviluppo delle abilità linguistiche del bambino procede a un ritmo più lento rispetto alle tappe di sviluppo tipiche. Questo ritardo può interessare sia la comprensione che la produzione del linguaggio, manifestandosi con difficoltà nella pronuncia, un vocabolario ridotto, frasi incomplete e difficoltà nell'organizzazione delle parole. La comprensione delle caratteristiche cliniche del ritardo del linguaggio è fondamentale per una diagnosi precoce e per l'intervento logopedico.

Segni Precoce del Ritardo del Linguaggio

Nei bambini, il ritardo del linguaggio può essere identificato già dai primi mesi di vita attraverso segnali specifici, che includono un minor interesse per i suoni e una limitata interazione verbale. Alcuni dei segni principali sono:

- **Scarso interesse per i suoni**: i bambini che manifestano un ritardo del linguaggio possono sembrare meno reattivi ai suoni e alle parole, mostrando una ridotta curiosità per la comunicazione verbale.

- **Assenza di lallazione e vocalizzi**: nei primi mesi, i bambini tendono a lallare e a produrre suoni sperimentali. L'assenza di queste vocalizzazioni può essere un primo indicatore di ritardo.

Manifestazioni Linguistiche nel Bambino con Ritardo del Linguaggio

Con la crescita, il ritardo del linguaggio si manifesta con segni più evidenti che includono difficoltà nella costruzione di frasi, errori di pronuncia e una limitata varietà di parole. Questi sintomi variano a seconda della gravità del ritardo e delle capacità cognitive e motorie del bambino.

- **Vocabolario ridotto**: il bambino con ritardo del linguaggio tende ad avere un repertorio limitato di parole, spesso associato a un uso eccessivo di gesti per esprimere bisogni e desideri.
- **Frasi incomplete o semplici**: le frasi sono spesso brevi e poco strutturate, con l'uso limitato di pronomi, articoli e congiunzioni.
- **Difficoltà di comprensione**: il bambino può mostrare difficoltà nel seguire istruzioni complesse o nel comprendere le domande, con una risposta ritardata o incompleta.

Classificazione e Gradi di Ritardo del Linguaggio

Il ritardo del linguaggio può essere classificato in base alla gravità e all'estensione del disturbo, suddiviso in ritardo lieve, moderato e grave. Questa classificazione aiuta a personalizzare il trattamento logopedico.

- **Ritardo lieve**: il bambino mostra difficoltà minori nella costruzione di frasi e un vocabolario limitato, ma riesce a comunicare in contesti familiari con supporto e stimoli adeguati.
- **Ritardo moderato**: sono presenti errori significativi nella pronuncia e limitazioni evidenti nel vocabolario. Il bambino può avere difficoltà a comunicare in modo chiaro e a comprendere istruzioni verbali complesse.
- **Ritardo grave**: il bambino ha una produzione linguistica molto limitata e può dipendere quasi interamente da gesti o espressioni non verbali per comunicare. La comprensione del linguaggio è notevolmente compromessa.

Differenze tra Ritardo del Linguaggio e Disturbo del Linguaggio

È importante distinguere tra ritardo del linguaggio e disturbo del linguaggio, poiché i due presentano differenze significative in termini di durata e prognosi. Il ritardo del linguaggio può essere transitorio e recuperabile con il giusto intervento, mentre il disturbo del linguaggio tende a persistere anche con il trattamento.

- **Ritardo del linguaggio**: spesso recuperabile e legato a fattori ambientali o di sviluppo; il bambino può raggiungere le tappe linguistiche con un supporto mirato.

- **Disturbo del linguaggio**: difficoltà persistenti che non migliorano in modo significativo con l'intervento; può richiedere un trattamento intensivo e continuativo.

9.2 CRITERI DIAGNOSTICI E INDICATORI PROGNOSTICI

I criteri diagnostici per il ritardo del linguaggio sono fondamentali per identificare i bambini che necessitano di interventi logopedici. La diagnosi precoce consente di riconoscere i segni che potrebbero indicare una difficoltà persistente e di implementare trattamenti mirati. Gli indicatori prognostici, inoltre, aiutano a valutare la probabilità che il bambino recuperi il ritardo, stabilendo gli obiettivi a breve e lungo termine.

Criteri Diagnostici per il Ritardo del Linguaggio

Per diagnosticare un ritardo del linguaggio, è necessario valutare sia lo sviluppo linguistico rispetto alle tappe di crescita tipiche sia l'impatto delle difficoltà sulla comunicazione del bambino. I criteri diagnostici includono:

- **Ritardo nelle tappe linguistiche**: il bambino non raggiunge le tappe linguistiche attese per la sua età, come la lallazione, la produzione delle prime parole e la costruzione delle frasi.

- **Limitazioni nel vocabolario**: il numero di parole utilizzate dal bambino è significativamente inferiore rispetto ai coetanei.

- **Difficoltà nella comprensione**: il bambino mostra difficoltà nel comprendere istruzioni semplici, con una capacità di comprensione inferiore rispetto ai bambini della stessa età.

- **Produzione di frasi semplificate**: le frasi sono brevi, poco articolate e mancano di elementi grammaticali essenziali, come articoli e pronomi.

Indicatori Prognostici per il Recupero del Linguaggio

Gli indicatori prognostici aiutano a prevedere l'evoluzione del ritardo del linguaggio e a stabilire se il bambino può recuperare il disturbo con un intervento mirato o se sarà necessario un trattamento continuativo. Tra i principali indicatori prognostici troviamo:

- **Capacità di imitazione**: i bambini con una buona capacità di imitare parole e suoni tendono a mostrare un progresso più rapido rispetto a coloro che hanno difficoltà in questo ambito.

- **Reattività agli stimoli linguistici**: i bambini che rispondono positivamente agli stimoli verbali e dimostrano interesse per la comunicazione sono più propensi a recuperare il ritardo.

- **Presenza di abilità motorie e cognitive adeguate**: uno sviluppo motorio e cognitivo in linea con l'età è un indicatore favorevole, poiché supporta l'acquisizione delle competenze linguistiche.

- **Supporto familiare e ambiente stimolante**: un contesto familiare che favorisce la comunicazione, con interazioni frequenti e stimoli linguistici, contribuisce a migliorare la prognosi del ritardo del linguaggio.

Differenziazione tra Ritardo Recuperabile e Difficoltà Persistenti

Per stabilire se il ritardo del linguaggio è transitorio o se rappresenta un'indicazione di difficoltà persistente, il logopedista considera:

- **Durata del ritardo**: i ritardi che persistono oltre i tre anni di età possono indicare una maggiore probabilità di difficoltà persistenti.

- **Progressi con intervento precoce**: il bambino che risponde rapidamente alle prime fasi del trattamento ha una prognosi più favorevole rispetto a quello che mostra progressi limitati.

- **Coinvolgimento di altre competenze**: se il ritardo è associato a difficoltà in altre aree, come il movimento o l'interazione sociale, potrebbe essere necessario un intervento a lungo termine.

Strumenti Utilizzati per la Diagnosi e la Prognosi

Esistono diversi strumenti standardizzati per valutare il ritardo del linguaggio e per raccogliere informazioni prognostiche. Questi strumenti supportano il logopedista nella definizione del piano terapeutico e nella valutazione dell'evoluzione del bambino.

- **Test di valutazione del linguaggio**: misurano il vocabolario, la costruzione delle frasi e la comprensione del linguaggio, fornendo dati precisi sul livello linguistico del bambino rispetto ai coetanei.

- **Questionari per i genitori e caregiver**: consentono di raccogliere informazioni sul comportamento linguistico del bambino in vari contesti e di valutare il supporto familiare e ambientale.

- **Osservazione diretta**: il logopedista osserva il bambino in contesti strutturati e liberi per valutare la produzione e comprensione del linguaggio, la reattività agli stimoli e la capacità di imitazione.

Indicatore Prognostico	Descrizione	Implicazione Prognostica
Capacità di Imitazione	Abilità del bambino di riprodurre parole e suoni osservati	Maggiore capacità di imitazione indica una prognosi positiva e un recupero più rapido
Reattività agli Stimoli Linguistici	Interesse e risposta del bambino agli stimoli verbali	Elevata reattività agli stimoli favorisce il progresso nel linguaggio e nella comunicazione
Supporto Familiare e Ambiente Stimolante	Frequenza e qualità delle interazioni verbali con i familiari e il contesto linguistico	Un ambiente stimolante migliora la prognosi e facilita il recupero del ritardo
Abilità Cognitive e Motorie	Sviluppo cognitivo e motorio in linea con l'età	Abilità cognitive e motorie adeguate supportano lo sviluppo linguistico e facilitano la correzione del ritardo

Importanza della Diagnosi e Prognosi Precoci

Una diagnosi e una prognosi precoci sono fondamentali per massimizzare le possibilità di recupero. Il trattamento logopedico, basato sui criteri diagnostici e sugli indicatori prognostici, consente di intervenire rapidamente e di adattare l'approccio terapeutico alle specifiche esigenze del bambino. Un intervento precoce e personalizzato aumenta le probabilità di superare il ritardo del linguaggio e di favorire uno sviluppo linguistico armonico.

9.3 METODOLOGIE DI INTERVENTO PER IL RITARDO LINGUISTICO

Le metodologie di intervento per il ritardo linguistico sono progettate per stimolare lo sviluppo delle abilità linguistiche del bambino e per ridurre il divario rispetto alle tappe di crescita tipiche. Un intervento efficace si basa su strategie che favoriscono la produzione del linguaggio, la comprensione e la partecipazione attiva del bambino. L'approccio terapeutico viene personalizzato in base alle specifiche difficoltà del bambino, coinvolgendo anche il contesto familiare per rafforzare i progressi.

Strategie di Stimolazione Verbale

La stimolazione verbale è fondamentale per arricchire il vocabolario del bambino e migliorare la costruzione delle frasi. Questa strategia si basa su tecniche che espongono il bambino a un linguaggio ricco e vario, favorendo la produzione spontanea e guidata delle parole.

- **Espansione e modellamento**: il logopedista ripete le parole e le frasi del bambino, aggiungendo dettagli o completando le frasi per offrire un modello corretto. Ad esempio, se il bambino dice "palla", il logopedista può rispondere con "sì, la palla è rossa e grande".

- **Uso di domande aperte**: il logopedista formula domande che richiedono risposte più articolate, stimolando il bambino a esprimersi con frasi complete e strutturate.

Esercizi di Consapevolezza Fonetica e Articolazione

Per i bambini che manifestano difficoltà fonetiche e articolatorie, vengono introdotti esercizi di consapevolezza fonetica per migliorare la percezione e la produzione dei suoni. Questi esercizi supportano anche la capacità di segmentare e manipolare i suoni.

- **Esercizi di discriminazione fonetica**: il bambino viene stimolato a riconoscere e distinguere tra suoni simili, migliorando la consapevolezza e la precisione fonetica.

- **Pratica di articolazione**: il logopedista guida il bambino nella produzione corretta dei suoni problematici, attraverso esercizi di ripetizione e controllo della posizione di lingua e labbra.

Utilizzo di Supporti Visivi e Tattili

L'uso di supporti visivi e tattili facilita la comprensione e la produzione del linguaggio, rendendo gli stimoli più concreti e coinvolgenti per il bambino.

- **Carte e immagini**: il logopedista utilizza carte con immagini di oggetti e situazioni che il bambino può descrivere o nominare, aiutandolo a consolidare il vocabolario.

- **Attività tattili**: l'uso di materiali come la sabbia o l'argilla per tracciare lettere o parole offre un'esperienza multisensoriale che facilita la memorizzazione e la produzione dei suoni.

Giochi Interattivi per il Rinforzo Linguistico

I giochi interattivi rendono la terapia linguistica più coinvolgente, permettendo al bambino di esercitarsi in un contesto naturale e motivante. Questi giochi sono scelti in base agli obiettivi terapeutici e al livello di sviluppo del bambino.

- **Giochi di ruolo**: situazioni simulate che incoraggiano il bambino a usare il linguaggio per esprimere bisogni, formulare richieste e rispondere a domande.

- **App e strumenti digitali**: applicazioni educative per il linguaggio, che offrono attività di ascolto e produzione verbale in un formato ludico e interattivo.

Coinvolgimento della Famiglia nel Processo Terapeutico

Il coinvolgimento della famiglia è essenziale per sostenere il progresso del bambino anche al di fuori delle sessioni di logopedia. I genitori vengono formati su come integrare la stimolazione linguistica nelle attività quotidiane, come durante il gioco o le attività di routine.

- **Consulenze regolari con i genitori**: il logopedista offre ai genitori consigli e tecniche per stimolare il linguaggio a casa, rendendo la terapia una parte integrante della vita del bambino.
- **Follow-up e monitoraggio dei progressi**: il logopedista fornisce ai genitori strumenti per monitorare i progressi del bambino, come schede di osservazione e feedback regolari.

Intervento	Descrizione	Esempi di Attività
Stimolazione Verbale	Incremento del vocabolario e miglioramento della costruzione delle frasi attraverso l'esposizione a un linguaggio ricco	Espansione e modellamento, Uso di domande aperte
Consapevolezza Fonetica e Articolazione	Sviluppo della percezione e produzione dei suoni, con particolare attenzione ai suoni difficili	Discriminazione fonetica, Pratica di articolazione
Supporti Visivi e Tattili	Utilizzo di materiali visivi e tattili per favorire la comprensione e il consolidamento dei concetti linguistici	Carte con immagini, Attività tattili con materiali come sabbia e argilla
Giochi Interattivi	Attività ludiche che rendono la pratica linguistica coinvolgente e naturale	Giochi di ruolo, App educative per il linguaggio
Coinvolgimento della Famiglia	Integrazione della terapia nella vita quotidiana del bambino con il supporto dei genitori	Consulenze regolari, Monitoraggio dei progressi a casa

Importanza di un Intervento Multidimensionale

Un approccio multidimensionale, che integra diverse metodologie di intervento, consente di affrontare il ritardo linguistico in modo completo, rispondendo alle specifiche esigenze del bambino. Il trattamento personalizzato aumenta le possibilità di recupero del ritardo e facilita una crescita linguistica armonica e stabile.

9.4 DIFFERENZIAZIONE TRA RITARDO LINGUISTICO E ALTRI DISTURBI DEL LINGUAGGIO

È fondamentale distinguere il ritardo del linguaggio da altri disturbi del linguaggio più complessi e permanenti per assicurare che il bambino riceva un intervento adeguato. Il ritardo del linguaggio è spesso transitorio e recuperabile, mentre i disturbi del linguaggio tendono a persistere e richiedono trattamenti più intensivi. I criteri diagnostici e la risposta al trattamento possono indicare la natura del disturbo e la sua prognosi.

Caratteristiche del Ritardo del Linguaggio

Il ritardo del linguaggio si manifesta con uno sviluppo più lento delle abilità linguistiche, ma spesso può essere superato con un intervento tempestivo. Alcuni segni tipici del ritardo del linguaggio includono:

- **Tappe linguistiche ritardate**: i bambini raggiungono le tappe linguistiche (prime parole, frasi semplici) più tardi rispetto alla media, ma spesso recuperano con il trattamento.

- **Limitazioni temporanee**: il ritardo del linguaggio può essere legato a fattori esterni come un ambiente povero di stimoli o una temporanea difficoltà cognitiva o motoria.

- **Prognosi positiva con intervento**: molti bambini con ritardo del linguaggio mostrano progressi significativi con un intervento precoce e recuperano entro i primi anni scolastici.

Caratteristiche dei Disturbi Specifici del Linguaggio (DSL)

I Disturbi Specifici del Linguaggio (DSL) sono condizioni permanenti che si manifestano con difficoltà persistenti nell'acquisizione del linguaggio, nonostante il bambino presenti uno sviluppo cognitivo normale. Le caratteristiche dei DSL includono:

- **Difficoltà linguistiche persistenti**: i bambini con DSL continuano a presentare difficoltà nella produzione e comprensione delle frasi anche con il trattamento.

- **Errori grammaticali e lessicali frequenti**: problemi nell'uso corretto della grammatica e un vocabolario limitato sono tratti distintivi dei DSL.

- **Prognosi complessa**: il disturbo tende a persistere e può influenzare altre abilità, come la lettura e la scrittura, richiedendo interventi logopedici continuativi.

Differenze con i Disturbi del Linguaggio Associati a Condizioni Neuroevolutive

Alcuni bambini presentano difficoltà linguistiche come parte di condizioni neuroevolutive più ampie, come l'autismo, la disabilità intellettiva o i disturbi dell'apprendimento. Questi disturbi spesso coinvolgono altre aree cognitive e comportamentali oltre al linguaggio.

- **Comorbilità con altre difficoltà cognitive e sociali**: i bambini con disturbi del linguaggio di origine neuroevolutiva mostrano anche difficoltà in aree come l'attenzione, la memoria o l'interazione sociale.

- **Ritardo e disturbo combinati**: in questi casi, il bambino può mostrare sia un ritardo iniziale nel linguaggio sia difficoltà persistenti che richiedono interventi a lungo termine.

- **Necessità di approccio multidisciplinare**: per i disturbi associati a condizioni neuroevolutive è spesso necessario un team terapeutico che includa logopedisti, psicologi, neuropsichiatri e altri specialisti.

Criteri di Differenziazione per la Diagnosi

Per distinguere tra ritardo linguistico, DSL e disturbi del linguaggio neuroevolutivi, i logopedisti utilizzano una serie di criteri diagnostici specifici che includono l'osservazione della risposta al trattamento e la valutazione delle abilità cognitive.

- **Risposta all'intervento**: i bambini con ritardo del linguaggio tendono a rispondere rapidamente all'intervento logopedico, mentre quelli con DSL o disturbi neuroevolutivi mostrano progressi lenti o limitati.

- **Anamnesi e storia familiare**: la presenza di altri membri della famiglia con disturbi del linguaggio o di condizioni neuroevolutive può indicare una predisposizione a disturbi più persistenti.

- **Comorbilità con altri deficit**: se sono presenti anche difficoltà cognitive o comportamentali, il logopedista può considerare una diagnosi che va oltre il semplice ritardo linguistico.

Caratteristica	Ritardo del Linguaggio	Disturbi Specifici del Linguaggio (DSL)	Disturbi del Linguaggio Associati a Condizioni Neuroevolutive
Durata del Disturbo	Temporaneo, spesso recuperabile con intervento precoce	Persistente, richiede intervento continuativo	Persistente, spesso collegato ad altre difficoltà cognitive e comportamentali

Tappe di Sviluppo Linguistico	Raggiunte in ritardo rispetto alla norma, ma con possibile recupero	Tappe linguistiche compromesse in modo stabile, con difficoltà persistenti	Tappe linguistiche e sviluppo cognitivo compromessi, con raggiungimento parziale delle tappe
Risposta al Trattamento	Buona risposta all'intervento precoce	Progressi lenti o parziali, necessita di intervento prolungato	Richiede interventi multidisciplinari e intensivi, progressi limitati
Errori Grammaticali e Lessicali	Limitati e solitamente risolvibili	Frequenti, con difficoltà nell'uso di grammatica e vocabolario appropriati	Difficoltà gravi e persistenti, spesso accompagnate da deficit nelle abilità cognitive
Comorbilità con Altri Disturbi	Generalmente assente	Possibile predisposizione, ma prevale l'isolamento del disturbo linguistico	Frequenti, include difficoltà cognitive, motorie, comportamentali e sociali
Prognosi	Positiva con intervento tempestivo, recupero entro i primi anni scolastici	Complessa, può influire anche su abilità come lettura e scrittura	Dipende dalla gravità della condizione neuroevolutiva, spesso a lungo termine e progressi variabili

| Intervento Necessario | Logopedia specifica per il recupero delle tappe linguistiche | Logopedia intensiva con focus su grammatica, lessico e strutturazione del linguaggio | Approccio multidisciplinare con logopedia, psicologia, neuropsichiatria e supporto educativo |

Importanza della Diagnosi Differenziale

Una diagnosi differenziale accurata permette di stabilire un piano terapeutico adeguato, definendo gli obiettivi e le modalità di intervento in base alla natura del disturbo. Per i bambini con ritardo del linguaggio, la terapia può concentrarsi sul recupero delle tappe di sviluppo; per i bambini con DSL o disturbi neuroevolutivi, è invece essenziale un intervento continuativo e personalizzato per affrontare le difficoltà persistenti.

10 TRATTAMENTO DEI DISTURBI DELL'APPRENDIMENTO DELLA LETTURA E SCRITTURA

10.1 INTRODUZIONE ALLA DISLESSIA E DISORTOGRAFIA

I disturbi dell'apprendimento della lettura e della scrittura, noti come dislessia e disortografia, rappresentano difficoltà specifiche che influiscono sulla capacità di decodificare e riprodurre il linguaggio scritto. Questi disturbi possono avere un impatto significativo sul rendimento scolastico e sul benessere psicologico del bambino, poiché ostacolano l'acquisizione delle competenze di base necessarie per la comprensione e la produzione del testo scritto. La diagnosi precoce e un trattamento logopedico mirato sono fondamentali per supportare i bambini affetti da dislessia e disortografia.

Dislessia: Caratteristiche e Cause

La dislessia è un disturbo specifico della lettura che rende difficile la decodifica dei simboli scritti e la comprensione del testo. Le caratteristiche principali della dislessia includono:

- **Difficoltà di decodifica**: il bambino fatica a riconoscere e convertire le lettere e le parole in suoni, rallentando il processo di lettura.

- **Errori di lettura**: frequenti sostituzioni, omissioni o inversioni di lettere e parole sono errori comuni nei bambini con dislessia.

- **Bassa velocità di lettura**: anche quando riescono a leggere, i bambini dislessici tendono a leggere a un ritmo più lento rispetto ai loro coetanei, riducendo la comprensione del testo.

La dislessia ha spesso una base neurobiologica e può essere influenzata da fattori genetici. La ricerca indica che alterazioni in specifiche aree del cervello, come l'area di Broca e l'area di Wernicke, sono associate alle difficoltà di lettura, influendo sulla capacità di decodificare i simboli e sulla consapevolezza fonologica.

Disortografia: Caratteristiche e Cause

La disortografia è un disturbo specifico della scrittura che riguarda l'abilità di rappresentare correttamente i suoni con i simboli scritti. I bambini con disortografia presentano difficoltà nella correttezza ortografica e nella strutturazione delle parole. Le caratteristiche principali della disortografia includono:

- **Errori ortografici frequenti**: sono comuni errori come la sostituzione di lettere (es. "fato" invece di "gatto"), omissioni o aggiunte non intenzionali.

- **Difficoltà nella segmentazione fonetica**: il bambino può avere problemi a suddividere le parole nei suoni componenti e a rappresentare ogni suono in forma scritta.

- **Ridotta consapevolezza morfologica**: il bambino può avere difficoltà a rappresentare correttamente i prefissi, suffissi e radici delle parole, influenzando la struttura delle frasi.

Come la dislessia, la disortografia è spesso collegata a fattori neurobiologici e a una ridotta consapevolezza fonologica. Le difficoltà nella percezione e nella manipolazione dei suoni possono complicare la corretta rappresentazione grafica delle parole.

Impatto sullo Sviluppo del Bambino

La dislessia e la disortografia possono avere un impatto significativo sulla vita del bambino, influendo sulle sue prestazioni scolastiche e sul benessere psicologico. La frustrazione derivante dalla difficoltà a leggere e scrivere può portare a una bassa autostima, a un rifiuto delle attività scolastiche e, in alcuni casi, a difficoltà emotive.

- **Difficoltà scolastiche**: i bambini con dislessia e disortografia tendono a faticare nei compiti scritti e orali che richiedono lettura e scrittura, influenzando il loro rendimento.

- **Impatto emotivo**: le difficoltà persistenti possono generare stress e ansia, influendo sulla fiducia in sé stessi e sull'interesse per lo studio.

10.2 MODELLI COGNITIVI PER L'APPRENDIMENTO DELLA LETTURA

La lettura è un processo complesso che richiede l'integrazione di abilità cognitive, linguistiche e percettive. I modelli cognitivi della lettura descrivono come il cervello elabora il testo scritto e offre strumenti utili per comprendere le difficoltà incontrate dai bambini con dislessia. Tra i principali modelli di lettura troviamo il modello a doppia via, il modello fonologico e il modello a tappe.

Modello a Doppia Via

Il modello a doppia via è uno dei più studiati per spiegare come il cervello elabora la lettura. Questo modello suggerisce l'esistenza di due percorsi distinti per decodificare le parole scritte:

- **Via fonologica**: questa via implica la decodifica delle parole attraverso i suoni. Il lettore identifica le lettere e le associa ai suoni corrispondenti, costruendo progressivamente la parola. La via fonologica è fondamentale per l'apprendimento della lettura, in quanto permette di decodificare parole nuove e non familiari.

- **Via lessicale**: attraverso questa via, il lettore riconosce le parole in modo diretto, senza doverle decodificare lettera per lettera. La via lessicale si basa sulla memorizzazione delle parole già note e permette una lettura più rapida e fluida.

Nei bambini con dislessia, la via fonologica può risultare compromessa, causando difficoltà nella decodifica delle parole nuove. Questi bambini possono fare affidamento eccessivo sulla via lessicale, riducendo la capacità di lettura corretta.

Modello Fonologico della Lettura

Il modello fonologico sostiene che la consapevolezza dei suoni (fonemi) è alla base della capacità di lettura. La lettura implica la segmentazione delle parole nei fonemi e la loro ricostruzione in forma scritta. Il modello fonologico pone particolare attenzione sulla consapevolezza fonologica e sulla memoria fonologica a breve termine.

- **Consapevolezza fonologica**: la capacità di riconoscere e manipolare i suoni nelle parole è essenziale per la lettura. Bambini con difficoltà fonologiche tendono a faticare nella lettura, poiché non riescono a segmentare e ricombinare i suoni in modo efficace.

- **Memoria fonologica a breve termine**: la capacità di mantenere e manipolare i suoni nella memoria temporanea aiuta nella lettura delle parole più lunghe e nella comprensione di frasi. Nei bambini con dislessia, la memoria fonologica può risultare limitata, riducendo la capacità di lettura fluente.

Modello a Tappe di Ehri

Il modello a tappe, proposto da Linnea Ehri, descrive lo sviluppo della lettura come una progressione di tappe in cui il bambino acquisisce gradualmente competenze sempre più avanzate:

1. **Fase pre-alfabetica**: il bambino riconosce le parole basandosi su elementi visivi (ad esempio, riconoscere la parola "latte" grazie al logo sul cartone).

2. **Fase alfabetica parziale**: il bambino inizia a decodificare alcune lettere, ma non ha ancora una piena consapevolezza fonologica.

3. **Fase alfabetica completa**: il bambino è in grado di decodificare le parole usando la consapevolezza fonologica e può leggere parole sconosciute.

4. **Fase ortografica**: il bambino ha sviluppato competenze avanzate e riconosce le parole rapidamente, grazie alla memorizzazione delle strutture ortografiche.

Questo modello è utile per identificare il livello di sviluppo raggiunto dal bambino e per adattare l'intervento terapeutico alle specifiche tappe di apprendimento.

Importanza dei Modelli Cognitivi per la Diagnosi e l'Intervento

I modelli cognitivi della lettura offrono strumenti diagnostici per identificare le difficoltà dei bambini con dislessia e aiutano i logopedisti a strutturare un intervento mirato. Ad esempio:

- **Interventi fonologici**: per i bambini con difficoltà nella via fonologica, sono utili esercizi di consapevolezza fonologica e segmentazione dei suoni.

- **Potenziare la memoria fonologica**: tecniche di ripetizione e giochi di memoria fonologica possono aiutare i bambini con deficit in questa area.

- **Approcci basati sulle tappe di sviluppo**: identificare la fase di lettura in cui si trova il bambino consente di adattare gli esercizi in base alle sue capacità.

10.3 TECNICHE DI DIAGNOSI DEI DISTURBI DI LETTURA E SCRITTURA

La diagnosi dei disturbi di lettura e scrittura richiede una valutazione completa delle abilità cognitive, linguistiche e fonologiche del bambino. Questa diagnosi permette di identificare le difficoltà specifiche di ciascun disturbo e di sviluppare un piano terapeutico mirato. Tra le principali tecniche diagnostiche troviamo test di lettura e scrittura, valutazioni fonologiche e strumenti di osservazione delle competenze ortografiche.

Test di Lettura

I test di lettura valutano la capacità del bambino di decodificare e comprendere le parole e le frasi, fornendo informazioni utili per identificare la presenza di dislessia. Alcuni test comunemente utilizzati includono:

- **Test di lettura di parole isolate**: il bambino legge una lista di parole, consentendo al logopedista di valutare la precisione e la velocità di decodifica.

- **Test di lettura di non-parole**: il bambino legge parole inventate per valutare la capacità di decodifica fonologica senza l'ausilio della memoria lessicale. Le difficoltà nella lettura di non-parole possono indicare un deficit fonologico.

- **Test di comprensione del testo**: oltre alla lettura, viene valutata la comprensione delle frasi e dei brani, per analizzare se le difficoltà di decodifica influenzano la capacità di comprensione globale.

Test di Scrittura e Ortografia

I test di scrittura e ortografia analizzano la capacità del bambino di rappresentare i suoni attraverso i simboli scritti e di utilizzare le regole ortografiche. Questi test sono essenziali per diagnosticare la disortografia e per individuare i tipi di errori che il bambino commette.

- **Dettato di parole e frasi**: il logopedista detta una serie di parole e frasi, osservando gli errori ortografici per identificare difficoltà specifiche nella rappresentazione dei suoni.

- **Scrittura spontanea**: il bambino viene invitato a scrivere una breve descrizione o un racconto. Questa attività permette di valutare la struttura delle frasi, l'organizzazione del testo e la presenza di errori morfologici.

- **Valutazione degli errori ortografici**: l'analisi degli errori fornisce informazioni sui tipi di difficoltà ortografiche, come omissioni di lettere, scambio di suoni simili o errori di morfologia grammaticale.

Valutazione della Consapevolezza Fonologica

La consapevolezza fonologica è la capacità di riconoscere e manipolare i suoni all'interno delle parole ed è fondamentale per la lettura e la scrittura. La sua valutazione è essenziale per comprendere le difficoltà fonetiche e fonologiche che caratterizzano la dislessia e la disortografia.

- **Test di segmentazione fonemica**: il bambino è invitato a segmentare le parole in suoni distinti, un'abilità necessaria per decodificare correttamente le parole.

- **Test di fusione fonemica**: il logopedista pronuncia una serie di suoni che il bambino deve unire per formare una parola. Questa abilità è fondamentale per la lettura di parole sconosciute.

- **Test di manipolazione fonemica**: il bambino modifica i suoni all'interno di una parola (ad esempio, sostituisce il primo fonema con un altro). Le difficoltà in questa abilità possono essere indicativi di dislessia.

Osservazione del Comportamento durante la Lettura e Scrittura

Oltre ai test, l'osservazione del comportamento del bambino durante le attività di lettura e scrittura fornisce informazioni aggiuntive sulla natura delle sue difficoltà. Alcuni aspetti da osservare includono:

- **Strategie di decodifica**: il logopedista osserva se il bambino legge in modo sillabico, se si affida a memorie visive o se tenta di decodificare foneticamente.

- **Reazioni emotive**: le difficoltà di lettura e scrittura possono generare frustrazione e ansia. L'osservazione delle reazioni emotive del bambino aiuta a comprendere il suo livello di disagio.

- **Interazione con il testo**: viene osservata la capacità del bambino di mantenere l'attenzione sul testo e di rimanere concentrato durante le attività di lettura e scrittura.

Strumenti di Valutazione Standardizzati

Sono disponibili numerosi strumenti standardizzati per la diagnosi dei disturbi della lettura e scrittura, che offrono dati normativi per confrontare le abilità del bambino con quelle dei coetanei. Tra i test standardizzati più utilizzati troviamo:

- **Batteria per la Dislessia e la Disortografia Evolutiva (BDE)**: valuta diverse competenze coinvolte nella lettura e nella scrittura, come la decodifica, la comprensione e l'ortografia.
- **MT Reading Test**: un test che misura la velocità, la correttezza e la comprensione della lettura nei bambini, consentendo di confrontare i risultati con le norme per l'età.
- **Test di Consapevolezza Fonologica**: specifico per valutare la capacità di manipolazione dei suoni e la consapevolezza fonologica, essenziale per identificare difficoltà nella decodifica fonetica.

Riepilogo

Tipo di Test	Descrizione	Esempi di Test
Test di Lettura	Valutano la capacità di decodifica, velocità e comprensione delle parole e frasi	Test di lettura di parole isolate, Test di lettura di non-parole, Test di comprensione del testo
Test di Scrittura e Ortografia	Analizzano la correttezza ortografica e la rappresentazione grafica dei suoni	Dettato di parole e frasi, Scrittura spontanea, Valutazione degli errori ortografici

Test di Consapevolezza Fonologica	Valutano la capacità di riconoscere e manipolare i suoni nelle parole, essenziale per la decodifica	Test di segmentazione fonemica, Test di fusione fonemica, Test di manipolazione fonemica
Strumenti Standardizzati	Test normati che offrono dati comparativi per identificare il livello rispetto ai coetanei	Batteria per la Dislessia e Disortografia Evolutiva (BDE), MT Reading Test, Test di Consapevolezza Fonologica

Importanza di una Diagnosi Completa e Multidimensionale

Una diagnosi completa e multidimensionale dei disturbi di lettura e scrittura consente al logopedista di comprendere a fondo le difficoltà specifiche del bambino e di elaborare un piano di intervento mirato. L'uso combinato di test, osservazioni comportamentali e strumenti standardizzati garantisce una valutazione accurata e un trattamento efficace.

10.4 METODOLOGIE DI INTERVENTO E APPROCCI DIDATTICI

Il trattamento dei disturbi di lettura e scrittura richiede un approccio mirato e multifattoriale, con metodologie specifiche che aiutano il bambino a migliorare le sue capacità di decodifica, comprensione e rappresentazione grafica dei suoni. Gli approcci didattici e le strategie terapeutiche si basano su esercizi di consapevolezza fonologica, rinforzo ortografico e utilizzo di supporti visivi e tecnologici, adattati alle necessità individuali del bambino.

Esercizi di Consapevolezza Fonologica

La consapevolezza fonologica è essenziale per lo sviluppo delle abilità di lettura e scrittura, poiché aiuta il bambino a riconoscere e manipolare i suoni nelle parole. Gli esercizi fonologici sono mirati a potenziare le capacità di segmentazione, fusione e manipolazione dei suoni, promuovendo un approccio consapevole alla lettura e alla scrittura.

- **Segmentazione delle parole in fonemi**: il bambino apprende a suddividere le parole nei suoni componenti, migliorando la capacità di decodificare le parole scritte.
- **Esercizi di fusione fonemica**: per aiutare il bambino a combinare i suoni in parole intere, favorendo la fluidità nella lettura.
- **Manipolazione dei fonemi**: attività in cui il bambino cambia i suoni all'interno di una parola per comprendere la struttura fonologica. Ad esempio, può sostituire il primo fonema di "cane" con "p" per formare "pane".

Rinforzo delle Abilità Ortografiche

Gli esercizi di ortografia supportano il bambino nel memorizzare e applicare le regole ortografiche, riducendo gli errori comuni legati alla disortografia. Il rinforzo ortografico si concentra sulla pratica delle regole e sull'uso della memoria visiva per consolidare la corretta rappresentazione delle parole.

- **Dettato mirato**: esercizi di dettato che includono parole e frasi contenenti regole ortografiche specifiche, con l'obiettivo di rafforzare la memoria ortografica.
- **Uso di mappe ortografiche**: rappresentazioni grafiche delle regole ortografiche che permettono al bambino di visualizzare e comprendere le relazioni tra i suoni e le lettere.
- **Pratica con parole ad alta frequenza**: esercizi di scrittura e lettura di parole di uso comune, aiutando il bambino a sviluppare la capacità di riconoscere rapidamente le parole già note.

Utilizzo di Supporti Visivi e Tecnologici

L'utilizzo di supporti visivi e strumenti tecnologici rende il trattamento dei disturbi di lettura e scrittura più coinvolgente e adattabile alle specifiche necessità del bambino. Questi strumenti offrono feedback immediati e un supporto multisensoriale che facilita l'apprendimento.

- **Software per la lettura e la scrittura**: applicazioni che offrono esercizi interattivi di lettura e scrittura, adattabili ai livelli di difficoltà, per rinforzare le abilità di decodifica e ortografia.

- **Carte con immagini**: le carte visive aiutano a consolidare la memoria ortografica e fonetica, soprattutto per i bambini che beneficiano di supporti visivi.

- **Feedback visivo e auditivo**: strumenti che forniscono un feedback immediato (ad esempio, la pronuncia corretta dei suoni o la visualizzazione delle lettere) aiutano a correggere e consolidare le abilità di lettura e scrittura.

Approccio Multisensoriale alla Lettura e Scrittura

L'approccio multisensoriale integra la vista, il tatto e l'udito per aiutare il bambino a memorizzare e comprendere i suoni e i simboli. Questo metodo è particolarmente utile per i bambini con difficoltà fonologiche e ortografiche, poiché offre una modalità di apprendimento più coinvolgente e accessibile.

- **Tracciare le lettere con il dito**: il bambino può seguire con il dito le lettere o le parole scritte su superfici tattili come la sabbia o la lavagna. Questo favorisce la memorizzazione delle lettere attraverso il senso del tatto.

- **Ascolto e ripetizione dei suoni**: l'uso di suoni preregistrati consente al bambino di ascoltare e ripetere, migliorando la consapevolezza fonologica.

- **Giochi di manipolazione delle lettere**: attività con lettere mobili che permettono al bambino di costruire parole e di sperimentare la combinazione dei suoni.

Coinvolgimento della Famiglia e della Scuola nel Trattamento

Il supporto della famiglia e della scuola è fondamentale per garantire la continuità del trattamento e per incoraggiare il bambino a sviluppare le sue abilità linguistiche in contesti quotidiani. La collaborazione tra logopedisti, genitori e insegnanti permette di creare un ambiente stimolante e di rinforzare le competenze acquisite.

- **Consigli e strumenti per i genitori**: i logopedisti forniscono ai genitori suggerimenti e strumenti per stimolare il bambino a casa, come giochi di lettura e attività di scrittura quotidiane.

- **Collaborazione con gli insegnanti**: il logopedista può lavorare a stretto contatto con gli insegnanti per integrare attività di supporto alla lettura e alla scrittura nel programma scolastico.

- **Follow-up regolari**: monitorare i progressi del bambino insieme a genitori e insegnanti permette di adattare il trattamento alle esigenze in evoluzione.

Riepilogo

Metodologia di Intervento	Descrizione	Esempi di Attività
Consapevolezza Fonologica	Sviluppo della capacità di riconoscere e manipolare i suoni nelle parole	Segmentazione fonemica, fusione dei suoni, manipolazione dei fonemi
Rinforzo Ortografico	Pratica delle regole ortografiche e sviluppo della memoria visiva per ridurre gli errori ortografici	Dettato mirato, mappe ortografiche, pratica con parole ad alta frequenza

Supporti Visivi e Tecnologici	Utilizzo di strumenti visivi e digitali per rendere il trattamento più interattivo e coinvolgente	Software per lettura/scrittura, carte con immagini, feedback visivo e auditivo
Approccio Multisensoriale	Integrazione di tatto, vista e udito per favorire la memorizzazione e comprensione dei simboli e dei suoni	Tracciare lettere, giochi con lettere mobili, ascolto e ripetizione dei suoni
Coinvolgimento di Famiglia e Scuola	Collaborazione con genitori e insegnanti per rafforzare le abilità in contesti quotidiani	Consulenze con genitori, collaborazione con insegnanti, follow-up regolari

Importanza di un Intervento Personalizzato e Continuativo

L'intervento personalizzato è fondamentale per affrontare le specifiche difficoltà del bambino e per garantire il recupero delle abilità di lettura e scrittura. La continuità dell'intervento, sostenuta da un supporto famigliare e scolastico, facilita il consolidamento delle competenze linguistiche e migliora il benessere scolastico e personale del bambino.

11 INTERVENTO LOGOPEDICO NELL'HIPOACUSIA E ALTRI DEFICIT SENSORIALI

11.1 CLASSIFICAZIONE E TIPOLOGIE DI IPOACUSIA

L'ipoacusia, o perdita dell'udito, è un deficit sensoriale che influisce sulla percezione dei suoni e, di conseguenza, sullo sviluppo linguistico e comunicativo del bambino. L'ipoacusia può essere classificata in base alla gravità della perdita uditiva, alla sede del danno e al momento della sua insorgenza. Ogni tipo di ipoacusia richiede un intervento specifico, volto a limitare l'impatto del deficit sulla comunicazione e sulla qualità della vita del bambino.

Classificazione in base alla Gravità della Perdita Uditiva

La gravità dell'ipoacusia si misura in decibel (dB) e indica quanto un suono deve essere amplificato per essere percepito. Le principali categorie includono:

- **Ipoacusia lieve** (26-40 dB): il bambino può avere difficoltà a percepire suoni bassi e conversazioni a distanza, ma riesce a comunicare in contesti silenziosi.

- **Ipoacusia moderata** (41-70 dB): la comprensione del linguaggio è compromessa, specialmente in presenza di rumori di fondo; il bambino può richiedere l'uso di apparecchi acustici.

- **Ipoacusia grave** (71-90 dB): la comunicazione verbale è molto limitata e il bambino necessita di un supporto amplificativo per comprendere il linguaggio.

- **Ipoacusia profonda** (oltre 90 dB): il bambino ha difficoltà a percepire i suoni anche con amplificazione e può beneficiare di metodi di comunicazione alternativa.

Classificazione in base alla Sede del Danno

L'ipoacusia può essere classificata anche in base alla parte dell'apparato uditivo danneggiata, che influisce sui tipi di trattamento disponibili e sulle strategie comunicative da adottare.

- **Ipoacusia trasmissiva**: causata da problemi nell'orecchio esterno o medio, come infezioni o ostruzioni. Questo tipo di ipoacusia può essere trattato chirurgicamente o con apparecchi acustici.

- **Ipoacusia neurosensoriale**: deriva da danni all'orecchio interno o al nervo acustico, spesso irreversibile. L'uso di apparecchi acustici o impianti cocleari può migliorare la capacità uditiva.

- **Ipoacusia mista**: combinazione di ipoacusia trasmissiva e neurosensoriale. Il trattamento include l'uso di dispositivi di amplificazione e, in alcuni casi, interventi chirurgici.

- **Ipoacusia centrale**: riguarda l'elaborazione del suono a livello cerebrale, influendo sulla capacità di comprensione. Gli interventi includono tecniche di training uditivo e strategie di supporto comunicativo.

Classificazione in base al Momento dell'Insorgenza

Il momento dell'insorgenza dell'ipoacusia è cruciale per il suo impatto sullo sviluppo linguistico e comunicativo del bambino.

- **Ipoacusia congenita**: presente alla nascita, spesso dovuta a fattori genetici, infezioni prenatali o complicazioni durante il parto. L'intervento precoce è fondamentale per limitare i ritardi nel linguaggio.

- **Ipoacusia acquisita**: si manifesta in seguito alla nascita, a causa di infezioni, traumi o esposizione a rumori intensi. La perdita uditiva acquisita può richiedere strategie di recupero del linguaggio, a seconda del periodo di insorgenza.

- **Ipoacusia preverbale**: insorge prima dell'acquisizione del linguaggio, influenzando lo sviluppo della comunicazione verbale e richiedendo un intervento immediato per sostenere le abilità linguistiche.

- **Ipoacusia postverbale**: insorge dopo che il bambino ha acquisito le basi del linguaggio; l'intervento mira a preservare le abilità comunicative e a favorire l'adattamento a metodi di comunicazione alternativa.

Impatto dell'Ipoacusia sullo Sviluppo Linguistico

L'ipoacusia ha un impatto variabile sullo sviluppo del linguaggio a seconda della sua gravità, sede e momento di insorgenza. I bambini con ipoacusia congenita o preverbale sono particolarmente a rischio di ritardi linguistici, mentre coloro con ipoacusia acquisita postverbale possono mantenere alcune competenze linguistiche.

- **Difficoltà di produzione e comprensione del linguaggio**: l'ipoacusia riduce l'accesso ai suoni e alle parole, ostacolando la capacità del bambino di acquisire e comprendere il linguaggio.

- **Ritardi nella struttura delle frasi e nel vocabolario**: i bambini con ipoacusia tendono a sviluppare un vocabolario ridotto e possono mostrare difficoltà nella costruzione delle frasi.

- **Difficoltà nella percezione delle sfumature del linguaggio**: il bambino può avere problemi nel comprendere le variazioni del tono di voce e le intenzioni comunicative, influendo sulla comunicazione sociale.

11.2 ACQUISIZIONE DEL LINGUAGGIO NEI BAMBINI CON DEFICIT UDITIVI

L'acquisizione del linguaggio per i bambini con deficit uditivi può essere una sfida complessa, poiché l'udito svolge un ruolo essenziale nella percezione e nell'apprendimento dei suoni linguistici. Nei bambini con ipoacusia, le difficoltà uditive ostacolano l'accesso ai suoni e al linguaggio parlato, influenzando lo sviluppo delle abilità linguistiche fondamentali. Tuttavia, con interventi tempestivi e strategie di comunicazione alternativa, è possibile favorire l'acquisizione del linguaggio e sostenere il progresso linguistico del bambino.

Fattori che Influenzano l'Acquisizione del Linguaggio

L'acquisizione del linguaggio nei bambini ipoacusici dipende da vari fattori, che includono la gravità del deficit uditivo, il momento dell'insorgenza, la presenza di interventi precoci e il supporto ambientale.

- **Gravità e tipo di ipoacusia**: bambini con ipoacusia lieve o moderata possono sviluppare una certa comprensione e produzione del linguaggio parlato, mentre ipoacusie gravi o profonde richiedono strategie alternative o supporti amplificativi come gli apparecchi acustici.
- **Età dell'intervento**: un intervento precoce, possibilmente entro i primi sei mesi di vita, è cruciale per limitare i ritardi linguistici e per permettere al bambino di sviluppare competenze comunicative più solide.
- **Ambiente comunicativo**: un contesto ricco di stimoli verbali e interazioni sociali contribuisce a migliorare le abilità comunicative del bambino, mentre un ambiente isolato o poco stimolante può rallentare il progresso.

Strategie di Supporto per l'Acquisizione del Linguaggio

Per aiutare i bambini con ipoacusia a sviluppare il linguaggio, sono disponibili diverse strategie di supporto che includono sia approcci basati sul linguaggio parlato che sistemi di comunicazione alternativa, come la lingua dei segni.

- **Intervento precoce con apparecchi acustici o impianti cocleari**: l'uso di dispositivi di amplificazione permette al bambino di accedere ai suoni dell'ambiente e al linguaggio parlato. Gli impianti cocleari, in particolare, possono offrire una percezione sonora più completa per i bambini con ipoacusia profonda.

- **Linguaggio parlato e lettura labiale**: l'insegnamento del linguaggio parlato, integrato con la lettura labiale, è una strategia comune per i bambini ipoacusici. La lettura labiale permette al bambino di associare i movimenti delle labbra ai suoni, facilitando la comprensione del parlato.

- **Utilizzo della Lingua dei Segni**: nei casi di ipoacusia grave o profonda, l'uso della lingua dei segni offre un metodo di comunicazione alternativo che permette al bambino di esprimere bisogni e pensieri in modo efficace. La lingua dei segni può essere utilizzata in modo esclusivo o insieme al linguaggio parlato, creando un sistema di comunicazione bimodale.

- **Sistemi di comunicazione totale**: questo approccio integra il linguaggio parlato con la lingua dei segni e altri segnali visivi, offrendo al bambino una gamma completa di modalità per comunicare e comprendere. La comunicazione totale è particolarmente utile per i bambini che necessitano di supporti visivi per rafforzare il linguaggio.

Ruolo dei Genitori e dei Caregiver nell'Acquisizione del Linguaggio

I genitori e i caregiver svolgono un ruolo essenziale nel sostenere l'acquisizione del linguaggio dei bambini ipoacusici, poiché sono le figure principali con cui i bambini interagiscono e apprendono le basi della comunicazione.

- **Coinvolgimento attivo e interazioni frequenti**: i genitori sono incoraggiati a interagire con il bambino il più possibile, utilizzando sia il linguaggio parlato sia segnali visivi o gestuali per stimolare l'acquisizione del linguaggio.

- **Formazione e supporto emotivo**: il logopedista può fornire ai genitori strumenti e formazione per comprendere meglio le esigenze linguistiche del bambino ipoacusico e per apprendere tecniche di comunicazione efficace. Il supporto emotivo è altresì importante per gestire le sfide che la famiglia potrebbe incontrare.

- **Ambiente linguistico ricco e accessibile**: è essenziale che il bambino cresca in un ambiente che offra accesso a suoni e linguaggio visivo, utilizzando dispositivi di amplificazione o segnali visivi per supportare la comunicazione in casa.

Programmi di Intervento Logopedico

I programmi di intervento logopedico per i bambini ipoacusici includono esercizi personalizzati e sessioni di formazione che promuovono le abilità linguistiche e sociali. Questi programmi possono includere:

- **Esercizi di percezione uditiva**: il logopedista utilizza giochi e attività per migliorare la capacità del bambino di riconoscere e discriminare i suoni.

- **Insegnamento della lettura labiale**: il bambino apprende a interpretare i movimenti delle labbra per supportare la comprensione del parlato.

- **Pratica della lingua dei segni**: sessioni strutturate per apprendere e utilizzare la lingua dei segni come mezzo di comunicazione principale o di supporto.

- **Sviluppo delle competenze sociali**: il logopedista lavora con il bambino per sviluppare abilità sociali e di interazione, che sono essenziali per una comunicazione efficace con coetanei e adulti.

11.3 METODI DI VALUTAZIONE E DIAGNOSI PER L'IPOACUSIA

La diagnosi dell'ipoacusia è un processo complesso che richiede l'uso di test audiologici e osservazioni cliniche per determinare la gravità e il tipo di perdita uditiva. Una valutazione accurata è essenziale per stabilire le strategie terapeutiche e per l'adozione di dispositivi di supporto adeguati, come gli apparecchi acustici o gli impianti cocleari.

Audiometria Tonale

L'audiometria tonale è uno dei test principali per valutare la soglia uditiva del paziente. Questo test misura la capacità del bambino di percepire suoni a varie frequenze e intensità, fornendo informazioni sulla gravità e sul tipo di ipoacusia.

- **Procedura**: il bambino ascolta una serie di toni a differenti frequenze (da 250 Hz a 8000 Hz), e viene chiesto di segnalare ogni volta che percepisce un suono. I risultati vengono registrati su un audiogramma, che mostra la soglia uditiva per ciascuna frequenza.

- **Interpretazione**: l'audiogramma permette di identificare se il bambino presenta una ipoacusia lieve, moderata, grave o profonda e se la perdita uditiva è uniforme o varia in base alla frequenza.

Audiometria Comportamentale

L'audiometria comportamentale è particolarmente utile per valutare l'udito nei bambini piccoli o nei pazienti che non sono in grado di rispondere verbalmente ai test audiometrici standard. In questo test, l'audiologo osserva le reazioni comportamentali del bambino ai suoni.

- **Procedura**: il bambino viene esposto a stimoli sonori di diversa intensità e frequenza, mentre l'audiologo osserva reazioni come il movimento degli occhi, la rotazione della testa o il cambiamento di espressione.

- **Interpretazione**: le risposte comportamentali forniscono indizi sulle capacità uditive del bambino, aiutando a identificare una perdita uditiva e a determinare la sua gravità.

Emissioni Otoacustiche (OAE)

Le emissioni otoacustiche (OAE) sono utilizzate per valutare il funzionamento dell'orecchio interno, in particolare delle cellule ciliate della coclea. Questo test è spesso utilizzato per il screening dell'udito nei neonati e nei bambini molto piccoli.

- **Procedura**: viene inserita una sonda nell'orecchio che emette suoni, e un microfono rileva le risposte acustiche generate dall'orecchio interno. L'assenza di emissioni otoacustiche può indicare un'ipoacusia neurosensoriale.
- **Interpretazione**: la presenza di OAE indica che la coclea funziona correttamente, mentre l'assenza di emissioni suggerisce un problema nell'orecchio interno o nel nervo uditivo.

Potenziali Evocati Uditivi del Tronco Encefalico (ABR)

Il test dei potenziali evocati uditivi del tronco encefalico (ABR) misura l'attività elettrica del nervo uditivo e del tronco encefalico in risposta a stimoli sonori. Questo test è particolarmente utile per identificare perdite uditive nei neonati o nei bambini con difficoltà di comunicazione.

- **Procedura**: vengono applicati elettrodi sul cuoio capelluto del bambino, che registra le risposte cerebrali agli stimoli sonori trasmessi attraverso delle cuffie. Il test non richiede la partecipazione attiva del bambino.
- **Interpretazione**: i risultati forniscono informazioni sul funzionamento del nervo uditivo e del sistema uditivo centrale, aiutando a identificare ipoacusie neurosensoriali o centrali.

Valutazione della Capacità di Percezione del Linguaggio

La capacità di percezione del linguaggio è una parte importante della diagnosi dell'ipoacusia, poiché misura la capacità del bambino di comprendere e interpretare i suoni del linguaggio. Questo test valuta l'impatto della perdita uditiva sulla comprensione del linguaggio parlato.

- **Procedura**: il bambino ascolta parole o frasi a vari livelli di intensità e deve ripeterle o riconoscerle. La precisione delle risposte indica la capacità di percepire e comprendere il linguaggio.
- **Interpretazione**: i risultati aiutano a stabilire in che misura l'ipoacusia influisce sulla comprensione verbale e orientano il logopedista nell'elaborare strategie di supporto.

Importanza di una Diagnosi Multidimensionale

L'uso combinato di questi test consente di ottenere un quadro completo delle capacità uditive del bambino e di classificare l'ipoacusia in base al tipo e alla gravità. Una diagnosi multidimensionale è fondamentale per personalizzare il trattamento e per identificare il supporto acustico più adatto, come apparecchi acustici o impianti cocleari.

Riepilogo

Metodo Diagnostico	Descrizione	Utilizzo e Interpretazione
Audiometria Tonale	Misura la capacità di percepire suoni a varie frequenze e intensità	Identifica la soglia uditiva e classifica la perdita uditiva in lieve, moderata, grave, o profonda
Audiometria Comportamentale	Valutazione delle risposte comportamentali ai suoni in bambini piccoli	Fornisce un'indicazione della capacità uditiva in base alle reazioni osservate

Emissioni Otoacustiche (OAE)	Verifica il funzionamento della coclea mediante emissioni sonore generate dall'orecchio interno	Presenza di emissioni indica funzionamento normale della coclea; assenza può suggerire ipoacusia neurosensoriale
Potenziali Evocati Uditivi (ABR)	Misura l'attività elettrica del nervo uditivo e del tronco encefalico in risposta a stimoli sonori	Fornisce informazioni sul funzionamento del nervo uditivo e del sistema uditivo centrale
Test di Percezione del Linguaggio	Valuta la capacità del bambino di comprendere e ripetere parole o frasi	Determina l'impatto della perdita uditiva sulla comprensione del linguaggio parlato

Supporto Logopedico Post-Diagnosi

Una volta completata la diagnosi, il logopedista collabora con il team audiologico per pianificare l'intervento. Le strategie terapeutiche comprendono esercizi di percezione uditiva, tecniche di lettura labiale e l'utilizzo di dispositivi amplificativi o della lingua dei segni per facilitare la comunicazione.

11.4 STRATEGIE DI INTERVENTO E SUPPORTI TECNOLOGICI

Il trattamento logopedico per i bambini con ipoacusia si basa su strategie di intervento volte a migliorare la percezione uditiva, la produzione linguistica e le competenze comunicative. Inoltre, l'uso di supporti tecnologici, come gli apparecchi acustici e gli impianti cocleari, permette di potenziare l'udito residuo e di migliorare l'accesso ai suoni, facilitando lo sviluppo linguistico. L'intervento logopedico viene adattato alle specifiche esigenze del bambino, combinando tecniche di percezione uditiva, comunicazione visiva e integrazione sociale.

Supporti Tecnologici per il Potenziamento dell'Udito

I supporti tecnologici svolgono un ruolo fondamentale nel trattamento dell'ipoacusia, consentendo al bambino di percepire meglio i suoni e di partecipare attivamente alla comunicazione verbale. I principali dispositivi includono:

- **Apparecchi acustici**: amplificano i suoni, migliorando la capacità di percepire il linguaggio parlato. Gli apparecchi acustici sono particolarmente efficaci nei bambini con ipoacusia lieve o moderata e richiedono un adattamento continuo per garantire una percezione ottimale.

- **Impianti cocleari**: indicati per i bambini con ipoacusia neurosensoriale grave o profonda, gli impianti cocleari stimolano direttamente il nervo acustico, offrendo una percezione più chiara dei suoni. La riabilitazione logopedica è essenziale per aiutare il bambino a interpretare i segnali uditivi prodotti dall'impianto.

- **Sistemi FM e microfoni direzionali**: questi dispositivi, spesso usati in contesti scolastici, trasmettono il suono direttamente al dispositivo uditivo del bambino, migliorando la comprensione in ambienti rumorosi e favorendo l'attenzione all'insegnante.

Strategie di Intervento Logopedico

Il trattamento logopedico per i bambini ipoacusici si focalizza su tecniche che potenziano la percezione del linguaggio, la consapevolezza fonologica e la produzione verbale, offrendo strumenti di supporto alla comunicazione.

- **Esercizi di percezione uditiva**: il logopedista utilizza giochi sonori e attività di ascolto per migliorare la capacità del bambino di riconoscere e discriminare i suoni. Questi esercizi sono cruciali per abituare il bambino ai suoni del linguaggio e per supportare lo sviluppo della consapevolezza fonologica.

- **Lettura labiale**: insegnare al bambino a leggere le labbra è una strategia importante per facilitare la comprensione del linguaggio. La lettura labiale permette di associare i movimenti delle labbra ai suoni, aiutando il bambino a compensare la perdita uditiva.

- **Training del linguaggio parlato**: attraverso esercizi specifici, il logopedista guida il bambino nella produzione del linguaggio parlato, aiutandolo a sviluppare la corretta pronuncia dei suoni e la costruzione delle frasi.

- **Uso della Lingua dei Segni o Comunicazione Aumentativa e Alternativa (CAA)**: in casi di ipoacusia grave o profonda, la lingua dei segni può diventare il metodo principale di comunicazione. La Comunicazione Aumentativa e Alternativa integra simboli, gesti e tecnologia per facilitare l'interazione sociale e la comprensione linguistica.

Integrazione del Supporto Familiare e Scolastico

Il coinvolgimento dei genitori e degli insegnanti è essenziale per garantire la continuità del trattamento e per rafforzare le abilità acquisite dal bambino nel contesto quotidiano. La collaborazione tra logopedisti, famiglie e scuole favorisce un ambiente stimolante che supporta la comunicazione.

- **Formazione dei genitori**: i genitori ricevono istruzioni specifiche su come stimolare il linguaggio a casa e su come utilizzare i supporti tecnologici in modo efficace. Il supporto emotivo e la comprensione delle difficoltà del bambino sono altresì importanti per migliorare la qualità della comunicazione familiare.

- **Collaborazione con insegnanti**: il logopedista lavora con gli insegnanti per adattare l'ambiente scolastico alle esigenze del bambino ipoacusico, ad esempio posizionandolo in classe in modo da favorire l'ascolto o utilizzando sistemi FM per la trasmissione della voce.

- **Supporto sociale**: l'interazione con i compagni e la partecipazione ad attività di gruppo sono incoraggiate per favorire lo sviluppo delle abilità sociali e comunicative del bambino ipoacusico. I logopedisti possono consigliare strategie di interazione che aiutano il bambino a partecipare attivamente nelle attività scolastiche e sociali.

Importanza di un Intervento Continuativo e Multidisciplinare

Un intervento continuativo e multidisciplinare, che integra logopedia, supporto tecnologico e coinvolgimento familiare, è fondamentale per migliorare le abilità comunicative del bambino ipoacusico. L'approccio combinato permette di rispondere in modo personalizzato alle esigenze specifiche del bambino e di potenziare le sue competenze linguistiche e sociali, migliorando la qualità della vita.

12 PATOLOGIE DEL LINGUAGGIO ASSOCIATE ALLA DISABILITÀ INTELLETTIVA

12.1 DESCRIZIONE DEI DISTURBI LINGUISTICI NELLA DISABILITÀ INTELLETTIVA

La disabilità intellettiva è una condizione caratterizzata da significative limitazioni sia nelle capacità cognitive sia nelle abilità adattive, che si manifestano durante il periodo di sviluppo. Tra le difficoltà più comuni nei bambini con disabilità intellettiva, vi sono i disturbi linguistici, che influenzano l'acquisizione, la comprensione e la produzione del linguaggio. Le difficoltà linguistiche variano notevolmente in base alla gravità della disabilità e agli aspetti cognitivi coinvolti, ma si manifestano tipicamente con un ritardo nello sviluppo del linguaggio, un vocabolario ridotto e difficoltà nella comprensione e costruzione delle frasi.

Caratteristiche Generali dei Disturbi Linguistici

I bambini con disabilità intellettiva spesso presentano un ritardo generalizzato nelle tappe linguistiche, accompagnato da difficoltà specifiche nella comprensione e nella produzione del linguaggio. Le principali caratteristiche includono:

- **Ritardo nelle prime parole e nelle frasi**: i bambini tendono a iniziare a parlare più tardi rispetto ai coetanei, con un vocabolario limitato e frasi semplici.

- **Difficoltà nella costruzione delle frasi**: le frasi prodotte sono spesso brevi, poco articolate e prive di elementi grammaticali complessi come articoli, pronomi o congiunzioni.

- **Problemi nella comprensione del linguaggio**: i bambini possono mostrare difficoltà a seguire istruzioni verbali o a comprendere il significato di parole e frasi, specialmente in contesti nuovi o complessi.

Disturbi Fonologici e Articolatori

I disturbi fonologici e articolatori sono comuni nei bambini con disabilità intellettiva e possono complicare ulteriormente la produzione linguistica. Le difficoltà includono errori nella pronuncia, omissione o sostituzione di suoni, e problemi nel coordinare i movimenti necessari per articolare parole e frasi.

- **Errori di pronuncia**: i bambini possono avere difficoltà a pronunciare correttamente determinati suoni, come /r/, /s/ e /z/, con frequenti sostituzioni o omissioni.

- **Difficoltà di coordinazione motoria**: la produzione di parole richiede il controllo della lingua, delle labbra e della mascella. Nei bambini con disabilità intellettiva, queste abilità motorie possono essere compromesse, influenzando la chiarezza del linguaggio.

- **Problemi di discriminazione fonetica**: il bambino può avere difficoltà a riconoscere e distinguere suoni simili, limitando la capacità di apprendere la corretta pronuncia.

Disturbi della Comprensione e dell'Espressione Linguistica

La disabilità intellettiva influisce sia sulla comprensione sia sull'espressione del linguaggio, con difficoltà che coinvolgono la capacità di capire e utilizzare correttamente le parole e le frasi.

- **Comprensione ridotta**: i bambini possono avere difficoltà a comprendere frasi complesse o concetti astratti. La comprensione del linguaggio è spesso limitata a concetti concreti e quotidiani.

- **Espressione limitata**: la capacità di esprimersi è spesso limitata a frasi semplici e vocaboli di base, con una scarsa varietà lessicale. Il bambino può fare affidamento su gesti o su un linguaggio non verbale per compensare le difficoltà di espressione verbale.

- **Difficoltà nella narrazione**: raccontare storie o descrivere eventi richiede una struttura narrativa e una sequenzialità che sono difficili da mantenere per i bambini con disabilità intellettiva.

Impatto sulla Comunicazione Sociale

La disabilità intellettiva influisce anche sulla capacità del bambino di utilizzare il linguaggio per interagire e comunicare in contesti sociali. Le difficoltà di comunicazione sociale possono compromettere lo sviluppo di relazioni con i coetanei e la partecipazione a interazioni quotidiane.

- **Limitata capacità di interpretare le intenzioni altrui**: i bambini possono avere difficoltà a comprendere segnali sociali, come il tono di voce o l'espressione facciale, riducendo la capacità di adattare la comunicazione al contesto.

- **Uso limitato di strategie comunicative**: i bambini possono avere difficoltà a esprimere bisogni, emozioni o richieste in modo chiaro e appropriato. In alcuni casi, il bambino può fare affidamento su comportamenti non verbali per comunicare.

- **Difficoltà nel turno di parola**: la gestione del turno di parola e l'ascolto dell'interlocutore possono essere problematici, influenzando la fluidità delle conversazioni.

Variazioni nell'Entità dei Disturbi Linguistici

Le difficoltà linguistiche possono variare notevolmente in base al livello di disabilità intellettiva e alle abilità cognitive individuali. Nei casi di disabilità intellettiva lieve, i bambini possono acquisire una certa competenza linguistica, pur con difficoltà specifiche nella grammatica o nella comprensione. Nei casi più gravi, invece, il linguaggio può essere molto limitato o inesistente, richiedendo l'adozione di strategie di comunicazione alternativa.

12.2 FATTORI BIOLOGICI E AMBIENTALI NEI DISTURBI ASSOCIATI

Lo sviluppo del linguaggio nei bambini con disabilità intellettiva è influenzato da un insieme complesso di fattori biologici e ambientali. Questi fattori agiscono in sinergia, determinando la variabilità dei disturbi linguistici e delle capacità comunicative. Conoscere i principali fattori che incidono sullo sviluppo linguistico è fondamentale per progettare interventi logopedici personalizzati.

Fattori Biologici e Genetici

La disabilità intellettiva può essere causata da numerosi fattori genetici e biologici che influenzano lo sviluppo cerebrale e le capacità cognitive. Le principali cause includono:

- **Anomalie genetiche**: alcune sindromi genetiche, come la sindrome di Down, la sindrome dell'X fragile e la sindrome di Williams, sono associate a disabilità intellettiva e presentano caratteristiche linguistiche specifiche. I bambini con queste sindromi possono mostrare difficoltà particolari nella comprensione e nella produzione del linguaggio.

- **Alterazioni neurobiologiche**: anomalie nello sviluppo del sistema nervoso centrale possono compromettere le aree cerebrali coinvolte nel linguaggio, come l'area di Broca e l'area di Wernicke, influendo sulla produzione e sulla comprensione del linguaggio.

- **Complicazioni prenatali e perinatali**: infezioni durante la gravidanza, esposizione a sostanze tossiche o traumi durante il parto possono causare danni al cervello, aumentando il rischio di disabilità intellettiva e di disturbi linguistici.

Fattori Neurologici

La struttura e la funzionalità del cervello giocano un ruolo centrale nello sviluppo del linguaggio, e alcune caratteristiche neurologiche possono limitare la capacità del bambino di acquisire abilità linguistiche. Nei bambini con disabilità intellettiva, le connessioni tra le aree cerebrali coinvolte nel linguaggio e nella cognizione possono essere alterate.

- **Ritardo nella maturazione cerebrale**: il processo di maturazione neuronale può essere più lento nei bambini con disabilità intellettiva, limitando la capacità di apprendere nuovi concetti e di generalizzare le competenze linguistiche.

- **Disfunzioni nell'elaborazione sensoriale**: molti bambini con disabilità intellettiva hanno difficoltà a processare informazioni sensoriali, come suoni o stimoli visivi, compromettendo l'acquisizione e la comprensione del linguaggio.

- **Memoria di lavoro limitata**: la memoria di lavoro, fondamentale per mantenere e manipolare informazioni linguistiche, è spesso compromessa nei bambini con disabilità intellettiva, rendendo difficile la comprensione e l'uso del linguaggio complesso.

Fattori Ambientali

L'ambiente familiare e scolastico gioca un ruolo determinante nello sviluppo delle abilità linguistiche nei bambini con disabilità intellettiva. Un contesto comunicativo ricco e stimolante può facilitare l'acquisizione del linguaggio, mentre un ambiente meno stimolante può accentuare le difficoltà.

- **Stimoli linguistici**: l'esposizione quotidiana a un linguaggio ricco e vario favorisce lo sviluppo del vocabolario e della comprensione. Nei bambini con disabilità intellettiva, un ambiente poco stimolante può ridurre le opportunità di apprendimento.

- **Interazione sociale**: le interazioni frequenti con genitori, insegnanti e coetanei sono essenziali per migliorare le abilità comunicative del bambino. La disabilità intellettiva può influire sulla qualità delle interazioni, limitando le opportunità di pratica linguistica.

- **Accesso a supporti educativi e terapeutici**: la disponibilità di servizi logopedici, terapie occupazionali e programmi educativi inclusivi può fare una differenza significativa per i bambini con disabilità intellettiva, poiché permette di potenziare le abilità comunicative e di compensare alcune limitazioni cognitive.

Interazione tra Fattori Biologici e Ambientali

L'effetto dei fattori biologici e ambientali è spesso interdipendente, e la combinazione di aspetti genetici, neurologici e ambientali può determinare l'entità dei disturbi linguistici nei bambini con disabilità intellettiva.

- **Interazione gene-ambiente**: i bambini con predisposizioni genetiche possono beneficiare di un ambiente stimolante che li aiuta a compensare alcune limitazioni. Al contrario, un ambiente poco favorevole può accentuare le difficoltà espressive e comunicative.

- **Effetto dell'intervento precoce**: l'intervento logopedico precoce può attenuare l'impatto dei fattori biologici sulla comunicazione, offrendo al bambino strategie per sviluppare il linguaggio. Anche nei casi di disabilità intellettiva più grave, il supporto terapeutico e un contesto favorevole possono migliorare le capacità linguistiche e sociali.

Implicazioni per l'Intervento Logopedico

Conoscere i fattori biologici e ambientali che influenzano lo sviluppo del linguaggio nei bambini con disabilità intellettiva è fondamentale per personalizzare l'intervento logopedico. Le strategie terapeutiche dovrebbero considerare le specifiche esigenze del bambino e mirare a potenziare le capacità residue, utilizzando approcci multidisciplinari che coinvolgano la famiglia, la scuola e i professionisti della salute.

12.3 TECNICHE DI VALUTAZIONE DEI PROBLEMI LINGUISTICI E COGNITIVI

La valutazione dei problemi linguistici e cognitivi nei bambini con disabilità intellettiva richiede un approccio multidimensionale, che includa test di linguaggio, strumenti per l'analisi delle abilità cognitive e l'osservazione del comportamento comunicativo. La diagnosi completa permette di identificare le specifiche difficoltà del bambino e di sviluppare un piano di intervento personalizzato che tenga conto delle sue esigenze e potenzialità.

Test di Linguaggio e Comunicazione

I test di linguaggio sono fondamentali per valutare le abilità linguistiche del bambino e per identificare eventuali ritardi o disturbi specifici. Tra i principali strumenti troviamo:

- **Test di vocabolario**: misura la quantità e la varietà di parole che il bambino conosce e utilizza. La valutazione del vocabolario permette di identificare limitazioni lessicali tipiche nei bambini con disabilità intellettiva.

- **Test di comprensione delle frasi**: valuta la capacità di comprendere e interpretare frasi di varia complessità. Questo test è essenziale per determinare il livello di comprensione del linguaggio e per analizzare eventuali difficoltà nella sintassi e nella semantica.

- **Valutazione della produzione verbale**: esamina la capacità del bambino di formulare frasi complete e grammaticalmente corrette. Gli errori nella costruzione delle frasi e l'uso di strutture semplici possono indicare difficoltà espressive.

- **Test di comunicazione sociale**: valuta l'uso del linguaggio in contesti sociali, la capacità di prendere turni di parola e di interpretare le intenzioni comunicative degli altri. Questo test è particolarmente utile per valutare le difficoltà pragmatiche.

Test Cognitivi

Le abilità cognitive giocano un ruolo importante nello sviluppo del linguaggio e sono spesso compromesse nei bambini con disabilità intellettiva. I test cognitivi permettono di valutare la memoria, l'attenzione, la risoluzione di problemi e altre abilità cognitive che supportano il linguaggio.

- **Test di memoria di lavoro**: misura la capacità del bambino di mantenere e manipolare informazioni temporanee, fondamentale per seguire e comprendere conversazioni complesse.

- **Test di attenzione**: valuta la capacità del bambino di concentrarsi e di mantenere l'attenzione su un'attività specifica. L'attenzione è essenziale per l'apprendimento e l'elaborazione del linguaggio.

- **Test di abilità visuo-spaziali**: poiché il linguaggio e le abilità cognitive sono strettamente correlati, le abilità visuo-spaziali possono influire sulla comprensione del linguaggio scritto e sull'apprendimento della lettura.

- **Valutazione della risoluzione dei problemi**: analizza la capacità del bambino di comprendere e risolvere situazioni complesse, un'abilità collegata al pensiero logico e alla strutturazione delle frasi.

Osservazione del Comportamento Comunicativo

L'osservazione diretta del comportamento comunicativo è una parte fondamentale della valutazione, poiché consente di comprendere come il bambino utilizza il linguaggio e quali strategie adotta per compensare le difficoltà.

- **Interazione spontanea**: osservare come il bambino interagisce con i genitori, gli insegnanti e i coetanei offre indicazioni sul livello di competenza sociale e sulla sua capacità di adattare il linguaggio ai contesti.

- **Uso di gesti e linguaggio non verbale**: l'osservazione del linguaggio non verbale, come i gesti, le espressioni facciali e il contatto visivo, aiuta a identificare strategie comunicative alternative usate dal bambino.

- **Risposte a domande e istruzioni**: valutare come il bambino risponde a domande o segue istruzioni permette di comprendere il suo livello di comprensione e di identificare le eventuali difficoltà interpretative.

Strumenti Standardizzati per la Valutazione della Disabilità Intellettiva

Esistono diversi strumenti standardizzati che offrono una valutazione normata delle abilità linguistiche e cognitive, permettendo di confrontare i risultati del bambino con quelli di una popolazione di riferimento. Questi strumenti sono essenziali per formulare una diagnosi accurata e per stabilire obiettivi terapeutici mirati.

- **Scala Wechsler per bambini (WISC)**: fornisce un quadro delle abilità cognitive generali, misurando capacità come il ragionamento verbale, la memoria di lavoro e l'elaborazione visuo-spaziale.

- **Vineland Adaptive Behavior Scales**: misura le abilità adattive del bambino, inclusi il linguaggio, le abilità sociali e le abilità motorie, offrendo un profilo globale delle sue competenze.

- **Peabody Picture Vocabulary Test (PPVT)**: valuta il vocabolario recettivo, confrontando la capacità di comprensione del bambino con le norme per la sua età.

- **Test di Abilità di Linguaggio Completo (TALC)**: misura la comprensione del linguaggio in vari contesti, analizzando la capacità del bambino di comprendere frasi, storie e concetti.

Riepilogo

Strumento di Valutazione	Descrizione	Obiettivo
Test di Vocabolario	Misura la quantità e varietà di parole che il bambino conosce e utilizza	Identificare limitazioni lessicali e il livello di conoscenza delle parole
Test di Comprensione delle Frasi	Valuta la capacità di comprendere frasi di varia complessità	Analizzare la comprensione della sintassi e del significato delle frasi
Valutazione della Produzione Verbale	Esamina la capacità di formulare frasi corrette e articolate	Rilevare difficoltà espressive e errori grammaticali
Test di Memoria di Lavoro	Misura la capacità di mantenere e manipolare informazioni temporanee	Valutare il supporto cognitivo alla comprensione e produzione del linguaggio
Test di Attenzione	Valuta la capacità di concentrarsi su attività specifiche e di mantenere l'attenzione	Analizzare il supporto attentivo per l'elaborazione linguistica
Osservazione del Comportamento Comunicativo	Osserva l'interazione, l'uso di gesti e le risposte comunicative	Comprendere le strategie comunicative, il linguaggio non verbale e l'adattamento sociale

Importanza di una Valutazione Completa e Personalizzata

Una valutazione completa e personalizzata consente di identificare le difficoltà specifiche e di sviluppare un piano di intervento che risponda alle esigenze del bambino. L'integrazione di test linguistici, test cognitivi e osservazione del comportamento comunicativo permette di comprendere il profilo globale del bambino e di progettare strategie terapeutiche mirate.

12.4 APPROCCI TERAPEUTICI E EDUCATIVI PER LA COMUNICAZIONE

I bambini con disabilità intellettiva possono trarre grande beneficio da approcci terapeutici ed educativi mirati a migliorare le abilità comunicative e linguistiche. Questi approcci si concentrano su strategie personalizzate per favorire l'acquisizione del linguaggio, sviluppare competenze sociali e facilitare l'interazione con gli altri. L'intervento include metodi di comunicazione alternativa e potenziata, esercizi di consapevolezza linguistica e il coinvolgimento di insegnanti e caregiver.

Comunicazione Aumentativa e Alternativa (CAA)

La Comunicazione Aumentativa e Alternativa (CAA) è un insieme di tecniche che aiuta i bambini con limitate abilità linguistiche ad esprimere pensieri, emozioni e bisogni utilizzando strumenti alternativi al linguaggio verbale. La CAA è particolarmente utile per i bambini con disabilità intellettiva moderata o grave, poiché offre modalità di comunicazione adattabili alle loro capacità.

- **Sistemi di simboli visivi**: carte con immagini o simboli che rappresentano parole o concetti, permettendo al bambino di indicare visivamente ciò che vuole comunicare.

- **Dispositivi di comunicazione assistiva**: strumenti elettronici che producono suoni o frasi quando il bambino seleziona un'immagine o una parola, aiutandolo a comunicare in modo più indipendente.

- **Lingua dei segni**: per alcuni bambini, l'apprendimento della lingua dei segni può essere un metodo efficace per sviluppare abilità comunicative, specialmente in combinazione con il linguaggio parlato.

Esercizi di Consapevolezza Linguistica e Comunicazione

Gli esercizi di consapevolezza linguistica mirano a potenziare la comprensione del linguaggio e la capacità di costruire frasi, offrendo al bambino le basi per comunicare in modo più efficace. Questi esercizi includono:

- **Consapevolezza fonologica**: attività di segmentazione e fusione dei suoni per migliorare la comprensione e l'elaborazione del linguaggio. Questi esercizi aiutano a potenziare la capacità di costruire e comprendere parole.
- **Sviluppo del vocabolario**: l'insegnamento di nuove parole e concetti attraverso giochi, immagini e attività strutturate permette al bambino di arricchire il proprio vocabolario e di utilizzarlo in contesti vari.
- **Costruzione delle frasi**: esercizi di completamento di frasi e di associazione di parole facilitano la produzione di frasi più articolate e grammaticalmente corrette, migliorando la capacità di espressione verbale.

Approccio Multisensoriale

L'approccio multisensoriale integra vista, tatto e udito per stimolare le abilità linguistiche e cognitive, facilitando l'apprendimento del linguaggio nei bambini con disabilità intellettiva. Questo metodo è particolarmente efficace per i bambini che apprendono meglio attraverso stimoli visivi e tattili.

- **Attività tattili e visive**: l'uso di materiali come lettere tridimensionali o superfici sabbiose permette al bambino di esplorare e memorizzare lettere e parole.
- **Feedback visivo e uditivo**: strumenti che offrono risposte visive e sonore durante gli esercizi di lettura e scrittura, supportando

il bambino nella memorizzazione e nella produzione delle parole.

- **Rappresentazioni grafiche e visive**: l'utilizzo di grafici e schemi aiuta il bambino a comprendere relazioni tra concetti e a sviluppare competenze narrative.

Coinvolgimento della Famiglia e dell'Ambiente Scolastico

Il coinvolgimento della famiglia e dell'ambiente scolastico è fondamentale per rafforzare le competenze linguistiche del bambino con disabilità intellettiva e per integrare le abilità comunicative nella vita quotidiana. La collaborazione tra logopedisti, famiglie e insegnanti crea un ambiente di apprendimento supportivo e stimolante.

- **Supporto e formazione per i genitori**: i logopedisti forniscono ai genitori strumenti e tecniche per stimolare il linguaggio a casa, migliorando la qualità delle interazioni comunicative.

- **Collaborazione con insegnanti**: l'implementazione di strategie di supporto linguistico in classe, come l'uso di schede visive o strumenti di CAA, permette al bambino di partecipare attivamente alle attività scolastiche.

- **Integrazione delle abilità sociali**: gli interventi che stimolano le abilità sociali e di interazione, come i giochi di gruppo e le attività cooperative, favoriscono l'inclusione del bambino e migliorano le sue competenze comunicative.

Intervento Continuativo e Personalizzato

Un intervento continuativo e personalizzato è fondamentale per il successo del trattamento logopedico nei bambini con disabilità intellettiva. Ogni bambino ha esigenze uniche, e l'intervento deve essere adattato alle sue capacità e alle sue preferenze per ottenere risultati ottimali. Il monitoraggio regolare dei progressi e l'aggiornamento delle strategie terapeutiche permettono di rispondere in modo efficace alle necessità in evoluzione.

13 INTERVENTI DI LOGOPEDIA PER L'AUTISMO E DISTURBI DELLO SPETTRO AUTISTICO

13.1 INTRODUZIONE AL LINGUAGGIO E COMUNICAZIONE NELL'AUTISMO

I disturbi dello spettro autistico (ASD) sono caratterizzati da difficoltà significative nell'ambito della comunicazione, del comportamento e dell'interazione sociale. La comunicazione nei bambini con ASD può essere gravemente compromessa, con manifestazioni che variano dalla totale assenza del linguaggio a difficoltà nell'uso appropriato delle espressioni linguistiche. Le difficoltà linguistiche e comunicative influenzano profondamente la qualità della vita e la capacità di relazionarsi con gli altri, rendendo necessario un intervento logopedico specifico per supportare l'acquisizione di abilità linguistiche e sociali.

Caratteristiche Generali della Comunicazione nell'Autismo

La comunicazione dei bambini con ASD è spesso atipica e si manifesta con modalità che differiscono notevolmente rispetto allo sviluppo linguistico tipico. Le principali caratteristiche includono:

- **Difficoltà nella comunicazione verbale e non verbale**: molti bambini con ASD faticano a comprendere e utilizzare il linguaggio parlato e le espressioni facciali, i gesti e le intonazioni.

- **Ecolalia**: la ripetizione di parole o frasi sentite in precedenza, talvolta senza un apparente significato contestuale, è comune e può ostacolare lo sviluppo di un linguaggio funzionale.

- **Assenza di linguaggio o linguaggio limitato**: alcuni bambini con ASD non sviluppano il linguaggio parlato, mentre altri acquisiscono un vocabolario molto limitato che non utilizzano in modo funzionale.

- **Difficoltà nell'uso pragmatico del linguaggio**: la comunicazione sociale, ovvero l'uso del linguaggio per interagire, fare richieste o esprimere emozioni, è spesso compromessa nei bambini con ASD.

Impatto dei Deficit Comunicativi sull'Interazione Sociale

Le difficoltà di comunicazione nei bambini con ASD non influiscono solo sulla capacità di esprimersi, ma limitano anche le loro competenze sociali e relazionali. Le sfide nell'interpretare segnali sociali come espressioni facciali, tono di voce e gesti rendono difficile per questi bambini comprendere le intenzioni degli altri e rispondere in modo appropriato.

- **Ridotta capacità di partecipare a interazioni sociali**: i bambini con ASD spesso faticano a prendere parte a conversazioni e giochi di gruppo, preferendo attività solitarie.
- **Limitata capacità di interpretare emozioni**: la difficoltà a riconoscere e rispondere alle emozioni degli altri può creare barriere nella creazione di legami e amicizie.
- **Isolamento sociale**: le difficoltà comunicative possono portare il bambino a evitare le interazioni, accentuando l'isolamento sociale e limitando le esperienze di apprendimento sociale.

Variabilità nelle Capacità Linguistiche

È importante notare che lo spettro autistico presenta una grande variabilità, e le abilità linguistiche dei bambini con ASD possono variare significativamente. Alcuni bambini mostrano abilità verbali nella media o sopra la media ma presentano difficoltà nell'uso sociale del linguaggio, mentre altri sviluppano competenze comunicative limitate o non sviluppano affatto il linguaggio parlato.

- **Verbali**: alcuni bambini con ASD parlano fluentemente ma faticano a utilizzare il linguaggio in modo appropriato nelle interazioni sociali.

- **Non verbali**: altri bambini non sviluppano il linguaggio parlato e richiedono interventi di comunicazione alternativa, come i sistemi di simboli visivi o la lingua dei segni.

- **Comunicatori funzionali**: alcuni bambini riescono a utilizzare il linguaggio per soddisfare i propri bisogni e a seguire semplici istruzioni, anche se il linguaggio può essere limitato o ripetitivo.

Importanza dell'Intervento Logopedico

L'intervento logopedico è cruciale per i bambini con ASD, poiché aiuta a migliorare le abilità comunicative e a sviluppare competenze sociali che facilitano l'integrazione con i coetanei e l'adattamento alle situazioni quotidiane. I logopedisti lavorano su obiettivi personalizzati, che possono includere l'introduzione di nuove modalità di comunicazione, l'uso del linguaggio funzionale e l'apprendimento delle abilità sociali.

13.2 CARATTERISTICHE LINGUISTICHE NEI DISTURBI DELLO SPETTRO AUTISTICO

Nei bambini con disturbi dello spettro autistico (ASD), le caratteristiche linguistiche e comunicative presentano spesso differenze significative rispetto allo sviluppo tipico, con particolari deficit nelle aree pragmatica, semantica e fonologica. Le abilità linguistiche dei bambini con ASD possono variare notevolmente e dipendono dal grado di compromissione della comunicazione, con manifestazioni che spaziano dall'assenza del linguaggio a competenze verbali fluide, ma con difficoltà nell'uso sociale e funzionale del linguaggio.

Deficit Pragmatici

Uno dei principali aspetti linguistici che caratterizza l'autismo è il deficit pragmatico, che influisce sulla capacità del bambino di usare il linguaggio in modo efficace e appropriato nei contesti sociali. I deficit pragmatici influenzano l'interazione, la comunicazione sociale e la comprensione delle intenzioni altrui.

- **Difficoltà nella gestione del turno di parola**: i bambini con ASD possono avere difficoltà a rispettare i turni di parola durante una conversazione, interrompendo l'interlocutore o non rispondendo in modo coerente.

- **Difficoltà a mantenere il tema della conversazione**: il bambino può deviare spesso dal tema della conversazione o focalizzarsi su argomenti di interesse ristretto, riducendo l'interazione e la comprensione reciproca.

- **Limitata capacità di fare domande o richieste**: molti bambini con ASD non riescono a fare richieste dirette o a porre domande per ottenere informazioni, utilizzando invece un linguaggio ripetitivo o non finalizzato a uno scopo comunicativo.

Difficoltà Semantiche

I bambini con ASD possono presentare difficoltà semantiche, cioè relative alla comprensione e all'uso del significato delle parole. Le sfide semantiche possono influire sul modo in cui il bambino interpreta le parole, organizza i concetti e utilizza il linguaggio per descrivere oggetti, situazioni e emozioni.

- **Comprensione letterale del linguaggio**: spesso i bambini con ASD interpretano il linguaggio in modo letterale e possono avere difficoltà a comprendere espressioni figurative, come metafore o battute.

- **Vocabolario ristretto o inusuale**: alcuni bambini sviluppano un vocabolario limitato o presentano un uso di parole specifiche in modo atipico, concentrandosi su argomenti di particolare interesse.

- **Difficoltà nell'uso contestuale delle parole**: il bambino può fare un uso inappropriato delle parole, senza adattarle al contesto sociale o comunicativo, compromettendo la comprensione e l'efficacia della comunicazione.

Problemi Fonologici e Articolatori

Nei casi di ASD in cui il linguaggio verbale è presente, possono emergere difficoltà fonologiche e articolatorie che influenzano la chiarezza e la comprensione della comunicazione verbale.

- **Errori di pronuncia e difficoltà articolatorie**: i bambini con ASD possono presentare difficoltà nella pronuncia di suoni specifici, come /r/ o /s/, o avere una produzione del linguaggio poco chiara.

- **Prosodia atipica**: alcuni bambini utilizzano una prosodia monotona o non appropriata, con un tono di voce piatto o un ritmo di parlato irregolare, che può compromettere la comprensione del messaggio.

- **Difficoltà nella modulazione del volume della voce**: alcuni bambini con ASD faticano a regolare il volume della voce in base al contesto, parlando troppo forte o troppo piano rispetto alla situazione.

Ecolalia e Linguaggio Ripetitivo

L'ecolalia, ovvero la ripetizione di parole o frasi sentite in precedenza, è comune nei bambini con ASD e può manifestarsi in varie forme. Sebbene l'ecolalia sia spesso interpretata come un ostacolo alla comunicazione, può rappresentare un tentativo del bambino di comprendere e utilizzare il linguaggio.

- **Ecolalia immediata**: il bambino ripete parole o frasi immediatamente dopo averle ascoltate, senza apparentemente comprendere il loro significato o il contesto.

- **Ecolalia differita**: il bambino ripete frasi sentite in momenti precedenti, come citazioni di film o dialoghi, utilizzando questi frammenti di linguaggio in situazioni diverse.

- **Linguaggio stereotipato**: alcuni bambini con ASD utilizzano espressioni fisse o ripetitive in modo non funzionale, senza adattarle al contesto sociale o comunicativo.

Interessi Ristretti e Linguaggio Focalizzato

Molti bambini con ASD sviluppano interessi ristretti e tendono a concentrarsi su argomenti specifici che li affascinano particolarmente. Questi interessi influenzano anche il linguaggio, che può risultare focalizzato su temi limitati e ripetitivo, riducendo la varietà delle interazioni.

- **Monologhi su argomenti specifici**: il bambino può parlare a lungo di un argomento di interesse, senza accorgersi che l'interlocutore non condivide la stessa attenzione o interesse.
- **Uso frequente di termini tecnici**: nei casi in cui il bambino sviluppa un interesse per un argomento specifico, come animali, scienza o numeri, il vocabolario può includere termini tecnici poco comuni.
- **Difficoltà a interagire su argomenti nuovi**: i bambini con ASD possono mostrare resistenza o difficoltà a discutere di argomenti diversi dai loro interessi principali, limitando le opportunità di comunicazione sociale.

Implicazioni per l'Intervento Logopedico

La comprensione delle caratteristiche linguistiche dei bambini con ASD è essenziale per pianificare interventi logopedici mirati. L'obiettivo del trattamento è migliorare la funzionalità e l'efficacia del linguaggio, riducendo l'ecolalia, migliorando la prosodia e facilitando la capacità di interazione sociale. Gli interventi si concentrano su tecniche di consapevolezza pragmatica, arricchimento semantico e controllo della prosodia, aiutando il bambino a sviluppare competenze comunicative più efficaci.

13.3 METODI DI VALUTAZIONE E DIAGNOSI PRECOCI

La diagnosi precoce dei disturbi dello spettro autistico (ASD) è fondamentale per intervenire tempestivamente e sostenere il bambino nel suo sviluppo linguistico e sociale. I metodi di valutazione includono strumenti standardizzati, osservazioni cliniche e questionari per i genitori, che consentono di rilevare i segni iniziali dell'autismo già in età prescolare. Una diagnosi precoce permette di avviare interventi mirati, riducendo l'impatto delle difficoltà comunicative e comportamentali sulla vita del bambino.

Osservazioni Cliniche

L'osservazione diretta del comportamento del bambino in diversi contesti è un metodo importante per valutare le capacità sociali e comunicative. Le osservazioni cliniche possono rivelare segnali tipici dell'autismo, come la difficoltà nell'interazione sociale e il linguaggio atipico.

- **Interazione sociale**: viene osservato come il bambino risponde alle interazioni, con particolare attenzione alla capacità di mantenere il contatto visivo, di rispondere al proprio nome e di interagire con i coetanei.

- **Uso del linguaggio e della comunicazione non verbale**: vengono valutati i gesti, le espressioni facciali e l'uso di segnali non verbali che accompagnano o sostituiscono il linguaggio parlato.

- **Interessi e comportamenti ripetitivi**: i comportamenti ripetitivi e l'attenzione focalizzata su oggetti o attività specifiche possono essere un segnale di ASD e vengono documentati durante l'osservazione.

Strumenti Standardizzati di Valutazione

Esistono numerosi strumenti standardizzati che aiutano a identificare i segni di autismo in età precoce. Questi strumenti sono generalmente somministrati da professionisti qualificati e forniscono una valutazione dettagliata delle abilità sociali, comunicative e comportamentali del bambino.

- **CHAT (Checklist for Autism in Toddlers)**: una lista di controllo usata per valutare i segni di ASD nei bambini tra i 18 e i 24 mesi. Il CHAT valuta il contatto visivo, il gioco simbolico e la risposta del bambino al nome, tra altri indicatori.

- **ADOS (Autism Diagnostic Observation Schedule)**: un test standardizzato che utilizza attività strutturate per valutare il linguaggio, la comunicazione sociale e i comportamenti ripetitivi nei bambini. L'ADOS è uno degli strumenti diagnostici più affidabili per identificare l'autismo.

- **CARS (Childhood Autism Rating Scale)**: una scala di valutazione che analizza i comportamenti e le abilità sociali e comunicative del bambino. Il CARS è utile per valutare la gravità dell'autismo e per differenziarlo da altre condizioni.

Questionari per i Genitori

I questionari per i genitori sono strumenti preziosi per raccogliere informazioni sul comportamento del bambino in contesti quotidiani. Questi questionari possono rivelare segni precoci di autismo che potrebbero non essere evidenti durante l'osservazione clinica.

- **M-CHAT (Modified Checklist for Autism in Toddlers)**: un questionario per i genitori che identifica i segni di ASD nei bambini di età compresa tra 16 e 30 mesi. L'M-CHAT include domande su comportamento, socialità e comunicazione.

- **Vineland Adaptive Behavior Scales**: misura le abilità adattive del bambino in contesti quotidiani, come la comunicazione, l'interazione sociale e le abilità motorie. Questo strumento fornisce una visione globale delle capacità del bambino e delle sue eventuali difficoltà.

- **Ages and Stages Questionnaire (ASQ)**: una serie di domande che valuta il raggiungimento delle tappe di sviluppo, permettendo di identificare eventuali ritardi nelle abilità linguistiche, sociali e motorie.

Valutazioni delle Abilità Linguistiche

Le difficoltà linguistiche sono spesso un segno precoce di autismo, e la valutazione delle abilità verbali e non verbali del bambino è fondamentale per comprendere il livello di sviluppo del linguaggio e pianificare l'intervento.

- **Test di vocabolario e comprensione**: valuta la capacità del bambino di comprendere e utilizzare parole semplici, identificando eventuali difficoltà semantiche o pragmatiche.

- **Analisi dell'ecolalia e del linguaggio ripetitivo**: esamina la presenza di ecolalia (ripetizione di parole o frasi) e il suo utilizzo in contesti comunicativi, fornendo indicazioni sullo sviluppo del linguaggio.

- **Osservazione della comunicazione non verbale**: viene valutato l'uso dei gesti, delle espressioni facciali e del contatto visivo come indicatori della capacità comunicativa e dell'intenzione di interazione.

Importanza della Diagnosi Precoce

La diagnosi precoce dell'autismo permette di avviare interventi mirati, che possono aiutare il bambino a sviluppare abilità sociali, linguistiche e adattive. Un intervento logopedico tempestivo offre al bambino l'opportunità di migliorare le sue competenze comunicative e di partecipare più attivamente alle interazioni sociali. La collaborazione tra logopedisti, psicologi e genitori è fondamentale per garantire che il bambino riceva un supporto personalizzato e continuativo.

Riepilogo

La tabella di seguito offre una panoramica dei principali strumenti utilizzati per la diagnosi precoce dell'autismo, ciascuno con un obiettivo specifico e un range di età appropriato

Strumento Diagnostico	Descrizione	Età di Somministrazione	Obiettivo Principale
CHAT (Checklist for Autism in Toddlers)	Lista di controllo per identificare segni di ASD in bambini piccoli, basata su osservazione e risposte dei genitori.	18-24 mesi	Valutare contatto visivo, gioco simbolico, risposta al nome.
ADOS (Autism Diagnostic Observation Schedule)	Test standardizzato che utilizza attività strutturate per valutare linguaggio e comportamenti sociali.	12 mesi e oltre	Valutare abilità comunicative, sociali e comportamenti ripetitivi.
CARS (Childhood Autism Rating Scale)	Scala di valutazione che esamina comportamenti, socialità e comunicazione per identificare la gravità dell'autismo.	Da 2 anni	Classificare il grado di autismo e distinguere da altri disturbi.
M-CHAT (Modified Checklist for Autism in Toddlers)	Questionario per genitori che identifica segni di ASD in bambini piccoli con domande su socialità e comunicazione.	16-30 mesi	Rilevare precocemente segni di ASD attraverso risposte genitoriali.

Vineland Adaptive Behavior Scales	Misura abilità adattive in contesti quotidiani come la comunicazione, le abilità sociali e motorie.	Da 0 mesi a età adulta	Valutare abilità adattive e identificare eventuali difficoltà.
ASQ (Ages and Stages Questionnaire)	Questionario che valuta il raggiungimento delle tappe di sviluppo nelle aree comunicative, sociali e motorie.	Da 1 mese a 5 anni	Individuare eventuali ritardi o difficoltà nello sviluppo globale.

13.4 TECNICHE DI INTERVENTO E SVILUPPO DELLA SOCIALIZZAZIONE

Per i bambini con disturbi dello spettro autistico (ASD), l'intervento precoce e mirato può fare una differenza significativa nello sviluppo delle abilità sociali e comunicative. Le tecniche di intervento utilizzano approcci comportamentali, strategie di comunicazione aumentativa e supporto alla socializzazione per migliorare le interazioni con gli altri e potenziare le competenze comunicative. L'obiettivo è aiutare il bambino a sviluppare abilità che lo rendano più autonomo e in grado di partecipare attivamente alle situazioni sociali.

Intervento Comportamentale Applicato (ABA)

L'Analisi Comportamentale Applicata (ABA) è una delle metodologie più efficaci per il trattamento dell'autismo. Basato su tecniche di rinforzo positivo, l'ABA mira a sviluppare comportamenti desiderati e a ridurre quelli indesiderati, utilizzando obiettivi specifici e adattati alle esigenze del bambino.

- **Rinforzo positivo**: premiare i comportamenti desiderati aiuta a rafforzarli, aumentando la probabilità che il bambino ripeta comportamenti appropriati nelle interazioni sociali.

- **Rinforzo differenziale**: il terapeuta premia il bambino per specifici comportamenti comunicativi, come fare richieste o rispondere a domande, aiutando a sviluppare una comunicazione funzionale.

- **Riduzione dei comportamenti problematici**: attraverso il rinforzo e la modellazione dei comportamenti, l'ABA riduce le risposte inadeguate o stereotipate, favorendo un'interazione più efficace.

Comunicazione Aumentativa e Alternativa (CAA)

Per i bambini con ASD che non utilizzano il linguaggio verbale o che hanno difficoltà a esprimersi, la Comunicazione Aumentativa e Alternativa (CAA) offre strumenti di supporto che consentono loro di comunicare bisogni e emozioni. Questi strumenti includono immagini, simboli e dispositivi tecnologici che facilitano la comunicazione.

- **Sistemi di simboli visivi**: l'uso di immagini e simboli per rappresentare parole e frasi consente al bambino di comunicare in modo non verbale.

- **Dispositivi di comunicazione assistiva**: i dispositivi elettronici, come tablet con app dedicate, permettono al bambino di selezionare parole o immagini per esprimere idee e bisogni.

- **Lingua dei segni**: per alcuni bambini, imparare la lingua dei segni può essere un modo efficace di comunicare, soprattutto se combinato con il linguaggio parlato e visivo.

Social Skills Training (SST)

L'addestramento alle abilità sociali (Social Skills Training, SST) è una metodologia specifica per migliorare le competenze sociali dei bambini con ASD, aiutandoli a comprendere e a partecipare meglio alle interazioni sociali. Il SST utilizza esercizi strutturati per insegnare comportamenti sociali appropriati in modo graduale e ripetitivo.

- **Simulazioni di interazioni sociali**: il bambino partecipa a situazioni simulate, come salutare, fare domande o condividere, per esercitarsi in un ambiente sicuro e controllato.
- **Modellazione e role-playing**: il terapeuta mostra comportamenti adeguati che il bambino può imitare, come gestire un turno di parola o rispondere a un complimento.
- **Feedback immediato**: durante le attività, il terapeuta fornisce feedback e suggerimenti per migliorare la risposta sociale, rafforzando i comportamenti appropriati.

Interventi Basati sulla Relazione (RDI e DIR/Floortime)

Gli interventi basati sulla relazione, come il Relationship Development Intervention (RDI) e il DIR/Floortime, si concentrano sullo sviluppo di una connessione emotiva e sociale tra il bambino e l'interlocutore. Questi interventi aiutano i bambini con ASD a comprendere l'intenzionalità, l'empatia e la reciprocità nelle interazioni.

- **DIR/Floortime**: il terapeuta segue gli interessi del bambino, creando interazioni ludiche che favoriscono l'espressione emotiva e la comprensione delle relazioni.
- **RDI (Relationship Development Intervention)**: l'RDI lavora su competenze come la risoluzione di problemi sociali e l'adattamento alle situazioni nuove, sviluppando una comunicazione emotiva più profonda.
- **Connessioni sociali basate sugli interessi**: sfruttare gli interessi specifici del bambino aiuta a creare legami e a incentivare la partecipazione alle attività condivise.

Coinvolgimento della Famiglia e del Contesto Scolastico

Il coinvolgimento della famiglia e del contesto scolastico è essenziale per garantire che il bambino possa applicare le abilità sociali e comunicative anche fuori dal contesto terapeutico. La collaborazione tra terapeuti, genitori e insegnanti offre continuità all'intervento e sostiene il bambino nel suo percorso di sviluppo.

- **Formazione e supporto per i genitori**: i logopedisti e i terapeuti forniscono ai genitori tecniche e strategie per rinforzare le abilità sociali a casa, creando un ambiente comunicativo positivo.

- **Collaborazione con gli insegnanti**: gli insegnanti sono coinvolti nell'implementazione di strategie di supporto in classe, come l'uso di supporti visivi o l'organizzazione di attività di gruppo.

- **Socializzazione con i pari**: il bambino è incoraggiato a partecipare ad attività di gruppo, giochi di squadra o progetti di collaborazione per favorire l'integrazione sociale e migliorare le abilità comunicative.

Importanza di un Approccio Individualizzato e Continuativo

L'approccio terapeutico per i bambini con ASD deve essere individualizzato e continuativo per garantire risultati efficaci. Ogni bambino ha bisogni e abilità uniche, e l'intervento deve essere adattato e monitorato nel tempo per rispondere alle sue necessità in evoluzione.

14 TRATTAMENTO DELLA DISFEMIA E DISTURBI DELLA FLUENCY

14.1 INTRODUZIONE ALLA DISFEMIA: CAUSE E MANIFESTAZIONI

La disfemia, o balbuzie, è un disturbo della fluency del linguaggio che si manifesta con ripetizioni di suoni o parole, prolungamenti dei suoni e interruzioni della normale fluidità del parlato. Questo disturbo può influire negativamente sulla qualità della comunicazione e sulla sfera emotiva del bambino, causando difficoltà nell'interazione sociale e compromettendo l'autostima. La disfemia è un disturbo complesso e variabile, con cause multifattoriali che includono componenti genetiche, neurologiche e psicologiche.

Caratteristiche Principali della Disfemia

La disfemia si manifesta con alterazioni del flusso del parlato, che possono variare in intensità e frequenza. Le caratteristiche principali includono:

- **Ripetizioni**: ripetizione di suoni, sillabe o parole (ad esempio, "ma-ma-mamma"), che interrompe la fluidità del discorso.

- **Prolungamenti**: allungamento dei suoni, soprattutto nelle vocali o consonanti iniziali (ad esempio, "sssscuola").

- **Blocchi**: interruzione improvvisa e temporanea del flusso del parlato, che può rendere difficile l'inizio di una parola o di una frase.

- **Inserzioni o pause inappropriate**: aggiunta di suoni come "uh" o "em", o pause non necessarie che spezzano il discorso.

Cause della Disfemia

Le cause della disfemia non sono ancora completamente comprese, ma si ritiene che il disturbo sia il risultato di una combinazione di fattori genetici, neurologici e ambientali.

- **Fattori genetici**: studi hanno dimostrato che la balbuzie tende a presentarsi all'interno delle famiglie, suggerendo una componente ereditaria.

- **Fattori neurologici**: ricerche recenti hanno identificato differenze nella struttura e nella funzione di specifiche aree cerebrali coinvolte nel controllo del linguaggio nei soggetti che balbettano.

- **Fattori psicologici e ambientali**: l'ansia e lo stress non causano la balbuzie, ma possono aggravare i sintomi. Fattori come l'ambiente familiare e l'educazione possono influenzare la gravità del disturbo.

Variabilità della Disfemia

La disfemia è un disturbo altamente variabile: alcuni bambini possono mostrare una balbuzie lieve e occasionale, mentre altri presentano difficoltà più gravi che interferiscono significativamente con la comunicazione. La variabilità può dipendere da diversi fattori:

- **Contesto**: il bambino può balbettare di più in situazioni nuove o stressanti, come a scuola o in presenza di estranei.

- **Età e sviluppo linguistico**: la balbuzie spesso compare nei primi anni di sviluppo del linguaggio, intorno ai 2-5 anni, e può migliorare o persistere nel tempo.

- **Reazioni emotive**: l'ansia, la frustrazione e la vergogna possono influenzare la frequenza e l'intensità della balbuzie, creando un circolo vizioso che peggiora il disturbo.

Impatto della Disfemia sul Bambino

La balbuzie può influenzare il benessere emotivo e sociale del bambino, con ripercussioni sulle sue interazioni quotidiane e sulla fiducia in sé stesso. Le difficoltà comunicative possono portare a evitare conversazioni, ridurre la partecipazione sociale e sviluppare una visione negativa delle proprie capacità comunicative.

- **Difficoltà nella socializzazione**: il bambino può sentirsi inadeguato o imbarazzato durante le conversazioni, limitando le interazioni con coetanei e adulti.

- **Impatti emotivi**: la balbuzie può essere associata a sensazioni di vergogna, frustrazione e bassa autostima, influenzando la qualità della vita del bambino.

- **Performance scolastica**: nelle attività scolastiche che richiedono l'uso del linguaggio parlato, la disfemia può rappresentare un ostacolo e condizionare la partecipazione e i risultati scolastici.

Importanza dell'Intervento Logopedico

L'intervento logopedico è essenziale per aiutare il bambino a migliorare la fluidità del parlato e a sviluppare strategie per gestire i momenti di balbuzie. Un trattamento tempestivo e personalizzato può ridurre l'impatto della disfemia e migliorare la qualità della vita del bambino, fornendo strumenti per affrontare con fiducia le sfide comunicative.

14.2 DIAGNOSI E VALUTAZIONE DELLE DISFLUENZE VERBALI

La diagnosi della disfemia e la valutazione delle disfluenze verbali richiedono un'analisi dettagliata della fluidità del parlato, con un'attenzione particolare alle ripetizioni, ai prolungamenti e ai blocchi. La valutazione è fondamentale per comprendere l'entità del disturbo, identificare i fattori scatenanti e sviluppare un piano terapeutico mirato. Gli strumenti diagnostici includono osservazioni cliniche, interviste con i genitori e test specifici per misurare la frequenza e la gravità delle disfluenze.

Osservazioni Cliniche

Le osservazioni cliniche del parlato sono essenziali per identificare i tipi di disfluenze e le loro caratteristiche in diverse situazioni comunicative. Durante l'osservazione, il logopedista valuta:

- **Tipo di disfluenze**: ripetizioni, prolungamenti e blocchi. Viene registrata la frequenza e la tipologia delle disfluenze in base al discorso del bambino.

- **Lunghezza e intensità dei blocchi**: si osservano i blocchi prolungati e il loro impatto sulla comunicazione, come la durata e le interruzioni durante il parlato.

- **Contesto e variabilità**: il logopedista valuta come le disfluenze variano in contesti diversi, ad esempio durante conversazioni informali rispetto a situazioni più stressanti o formali.

Test di Fluidità Verbale

I test di fluidità verbale sono strumenti specifici utilizzati per quantificare la frequenza delle disfluenze e per classificare il livello di disfemia. Questi test permettono di confrontare i risultati del bambino con le norme di riferimento per la sua età, fornendo dati obiettivi sul grado di compromissione della fluency.

- **SSI-4 (Stuttering Severity Instrument - Fourth Edition)**: un test ampiamente usato per valutare la gravità della disfemia. Lo SSI-4 misura la frequenza e la durata delle disfluenze e la presenza di comportamenti secondari, come tensioni facciali o movimenti della testa.

- **Test di Rate di Parlato**: misura la velocità del parlato in termini di parole o sillabe al minuto. Questo strumento è utile per valutare la fluidità del parlato e per identificare eventuali rallentamenti o accelerazioni atipiche.

- **Test di Consapevolezza della Balbuzie**: valuta la consapevolezza del bambino riguardo al proprio disturbo e la sua reazione emotiva. Comprendere il livello di consapevolezza è essenziale per pianificare un intervento che risponda anche alle esigenze emotive del bambino.

Interviste con i Genitori

L'intervista con i genitori è un passaggio fondamentale per raccogliere informazioni sulla storia del disturbo, sulle situazioni in cui la disfemia si manifesta maggiormente e sulle reazioni emotive del bambino. Le domande per i genitori possono includere:

- **Storia familiare**: se ci sono precedenti di disfemia in famiglia, in quanto la balbuzie può avere una componente ereditaria.

- **Situazioni scatenanti**: identificare le situazioni in cui il bambino tende a balbettare di più, come a scuola o in momenti di stress emotivo.

- **Impatto emotivo**: comprendere come il bambino percepisce il disturbo e le reazioni emotive legate alla balbuzie, come frustrazione, vergogna o ansia.

Osservazione del Comportamento Secondario

I comportamenti secondari associati alla disfemia, come movimenti del viso o gesti delle mani, sono spesso una risposta compensativa del bambino alla balbuzie. Questi comportamenti possono fornire indicazioni sulla gravità del disturbo e sull'impatto emotivo che la disfemia ha sul bambino.

- **Movimenti facciali**: tensioni o movimenti inconsci della bocca, degli occhi o della fronte possono manifestarsi durante i momenti di disfluenza.

- **Gesti delle mani o movimenti del corpo**: alcuni bambini sviluppano tic o movimenti ripetitivi come risposta alla difficoltà nel parlare.

- **Evitamento di parole**: alcuni bambini cercano di evitare parole o frasi che associano alla balbuzie, sviluppando strategie di evitamento.

Scale di Autovalutazione e Questionari Emotivi

Le scale di autovalutazione e i questionari emotivi sono utili per valutare l'impatto emotivo della disfemia sul bambino e per comprendere il livello di ansia o disagio associato alla comunicazione.

- **BCL (Behavioral Checklist)**: un questionario che esplora le reazioni emotive e comportamentali del bambino nei confronti della balbuzie, come ansia o frustrazione.

- **CAT (Communication Attitude Test)**: un test che valuta l'atteggiamento del bambino verso la propria difficoltà nel parlare, offrendo indicazioni sull'autostima e sulla percezione delle proprie capacità comunicative.

- **Scale di Ansia Sociale**: misurano il livello di ansia sociale o evitamento in situazioni comunicative, evidenziando eventuali necessità di supporto psicologico aggiuntivo.

Importanza di una Diagnosi Completa e Personalizzata

La valutazione delle disfluenze verbali richiede un'analisi completa e personalizzata che includa sia aspetti linguistici che emotivi. Comprendere le caratteristiche specifiche della disfemia del bambino permette di sviluppare un intervento logopedico mirato, che non solo mira a migliorare la fluency del parlato, ma anche a ridurre l'impatto emotivo e sociale della balbuzie.

14.3 APPROCCI TERAPEUTICI PER FAVORIRE LA FLUIDITÀ DELL'ELOQUIO

L'intervento logopedico per la disfemia si basa su un insieme di approcci terapeutici volti a migliorare la fluidità del parlato, ridurre i comportamenti associati alla balbuzie e sviluppare strategie di gestione emotiva. Ogni intervento è personalizzato per rispondere alle specifiche esigenze del bambino, favorendo una comunicazione più sicura e fluida. Gli approcci terapeutici possono includere tecniche di controllo del ritmo, esercizi di rilassamento e supporti per la gestione dell'ansia sociale.

Tecniche di Controllo del Ritmo del Parlato

Le tecniche di controllo del ritmo aiutano il bambino a rallentare il parlato, migliorando la fluidità e riducendo la frequenza delle disfluenze. Queste tecniche includono esercizi strutturati che consentono di mantenere un ritmo costante durante l'eloquio.

- **Parlato lento e controllato**: il logopedista insegna al bambino a parlare a un ritmo più lento e costante, riducendo la pressione e l'ansia legate alla fluidità del parlato.

- **Segmentazione delle frasi**: il bambino impara a suddividere le frasi in segmenti più piccoli, con pause deliberate tra le parole o le frasi, migliorando il controllo del parlato.

- **Utilizzo di metronomi o app di ritmo**: dispositivi che emettono segnali ritmici possono aiutare il bambino a mantenere un ritmo costante e regolare durante il parlato, facilitando la fluidità.

Tecniche di Rilassamento e Controllo della Respirazione

La respirazione gioca un ruolo cruciale nella fluidità del parlato, e le tecniche di rilassamento aiutano il bambino a gestire la tensione muscolare e lo stress associati alla balbuzie. Questi esercizi possono ridurre l'impatto delle disfluenze e favorire una comunicazione più tranquilla.

- **Respirazione diaframmatica**: il logopedista insegna al bambino a utilizzare una respirazione profonda e diaframmatica, riducendo la tensione muscolare e aumentando il controllo del parlato.

- **Rilassamento progressivo**: esercizi di rilassamento progressivo delle diverse parti del corpo aiutano il bambino a rilasciare le tensioni accumulate durante l'eloquio, migliorando la fluidità.

- **Esercizi di controllo del respiro durante il parlato**: imparare a regolare il respiro mentre si parla può ridurre i blocchi e le ripetizioni, migliorando la continuità del discorso.

Strategie di Consapevolezza e Accettazione

L'approccio di consapevolezza aiuta il bambino a comprendere la propria disfemia, accettarla e sviluppare strategie per affrontarla con sicurezza. Questo tipo di intervento è particolarmente utile per ridurre l'ansia e la frustrazione legate al disturbo.

- **Consapevolezza del parlato**: concentrarsi sul riconoscimento della problematica come un fatto presente di cui non ha colpa, aiuta il bambino a ridurre la pressione durante il discorso e accettando le proprie disfluenze senza giudizio.
- **Tecniche di desensibilizzazione**: esporsi progressivamente a situazioni comunicative difficili consente al bambino di aumentare la propria sicurezza e di ridurre l'ansia legata alla balbuzie.
- **Training di auto-osservazione**: il logopedista aiuta il bambino a identificare i momenti di balbuzie e a riflettere sulle proprie emozioni, aumentando la consapevolezza e l'accettazione del disturbo.

Training della Fluency (Fluency Shaping)

Il training della fluency è un approccio terapeutico volto a insegnare al bambino una nuova modalità di eloquio che riduca la frequenza delle disfluenze. Il fluency shaping si concentra sulla creazione di abitudini di parlato fluido attraverso esercizi strutturati.

- **Tecniche di inizio dolce (Easy Onset)**: il bambino impara a iniziare le frasi con un suono dolce e controllato, riducendo la tensione iniziale che spesso causa blocchi e ripetizioni.
- **Stretching delle vocali e delle consonanti**: prolungare leggermente i suoni delle vocali e delle consonanti aiuta il

bambino a mantenere il controllo del parlato, migliorando la fluidità.

- **Training del ritmo e della prosodia**: esercizi che lavorano sulla modulazione della prosodia e del ritmo del parlato aiutano a rendere il discorso più naturale e meno soggetto a disfluenze.

Supporto per la Gestione dell'Ansia Sociale

Molti bambini con disfemia sperimentano ansia sociale a causa delle difficoltà comunicative, e un supporto psicologico può essere utile per aiutarli a gestire questa ansia. Tecniche di supporto emotivo e strategie di gestione dell'ansia possono migliorare la sicurezza del bambino nelle interazioni sociali.

- **Role-playing e simulazione di situazioni sociali**: il bambino viene preparato ad affrontare situazioni sociali stressanti, come parlare in pubblico o rispondere a domande, aumentando la propria sicurezza.

- **Tecniche di rilassamento e visualizzazione positiva**: immaginare di affrontare con successo una situazione comunicativa aiuta a ridurre l'ansia e a favorire un atteggiamento positivo verso la comunicazione.

- **Supporto emotivo e costruzione dell'autostima**: il logopedista lavora con il bambino per rafforzare l'autostima e migliorare la percezione di sé come comunicatore efficace.

Importanza di un Approccio Multidimensionale

Un approccio multidimensionale che integra tecniche di controllo della fluency, gestione dell'ansia e supporto emotivo è essenziale per migliorare la qualità della vita del bambino e la sua capacità di comunicare in modo sicuro e fluido. L'intervento logopedico deve essere flessibile e personalizzato, rispondendo ai bisogni specifici di ogni bambino e adattandosi ai progressi raggiunti.

14.4 STRUMENTI DI SUPPORTO E STRATEGIE DI AUTOGESTIONE

Oltre agli interventi terapeutici tradizionali, l'uso di strumenti di supporto e lo sviluppo di strategie di autogestione possono offrire ai bambini con disfemia un aiuto concreto per affrontare le sfide comunicative. Questi strumenti aiutano a rafforzare l'autonomia e la sicurezza nelle interazioni quotidiane, promuovendo una gestione consapevole delle disfluenze. Gli approcci includono l'uso di tecnologie, strategie per la consapevolezza e pratiche di autovalutazione.

Strumenti di Supporto Tecnologico

I dispositivi tecnologici possono essere utilizzati come supporto durante il parlato e per facilitare il controllo della fluency in diversi contesti. Questi strumenti sono personalizzabili e possono essere impiegati sia in terapia sia a casa.

- **App per il controllo del ritmo**: applicazioni che emettono un segnale ritmico possono aiutare il bambino a mantenere un ritmo costante mentre parla, riducendo la tensione e migliorando la fluidità.

- **Dispositivi di feedback uditivo ritardato (DAF)**: il DAF riproduce la voce del bambino con un leggero ritardo, aiutandolo a regolare il ritmo e a migliorare la fluidità del parlato.

- **Registrazioni audio per l'automonitoraggio**: registrare il proprio parlato permette al bambino di riascoltare e osservare i propri progressi, identificando i momenti di fluidità e le aree da migliorare.

Strategie di Autogestione della Fluency

Le strategie di autogestione della fluency sono pratiche che il bambino può imparare e applicare autonomamente per migliorare la qualità del parlato e ridurre l'ansia associata alla comunicazione.

- **Pianificazione del discorso**: prima di parlare, il bambino può pianificare mentalmente le frasi, selezionando le parole e i concetti chiave, riducendo così la tensione e aumentando il controllo del parlato.

- **Tecniche di inizio dolce e rilassato (Easy Onset)**: l'inizio rilassato delle frasi aiuta il bambino a evitare blocchi e a mantenere un ritmo fluido, specialmente nelle conversazioni più formali.

- **Uso di pause deliberate**: incoraggiare il bambino a fare brevi pause tra le frasi permette di rallentare il ritmo, ridurre l'ansia e dare respiro al discorso, mantenendo una fluency più costante.

Autovalutazione e Monitoraggio del Progresso

L'autovalutazione è uno strumento essenziale per permettere al bambino di monitorare i propri progressi e di acquisire consapevolezza sulle proprie abilità comunicative. Questa pratica promuove un approccio proattivo alla gestione della disfemia.

- **Diario delle disfluenze**: tenere un diario in cui annotare le situazioni in cui si verificano le disfluenze aiuta il bambino a riconoscere i contesti che influenzano la fluency e a lavorare su questi con il supporto del logopedista.

- **Schede di autovalutazione**: completare schede di valutazione quotidiane permette al bambino di riflettere su come si è sentito durante il parlato e di valutare la propria performance.

- **Obiettivi settimanali**: stabilire piccoli obiettivi settimanali, come parlare in situazioni nuove o ridurre i blocchi in un contesto specifico, offre al bambino un percorso di miglioramento graduale e positivo.

Tecniche di Gestione dell'Ansia e Rinforzo dell'Autostima

La gestione dell'ansia e il miglioramento dell'autostima sono fondamentali per il successo dell'intervento logopedico. Le tecniche di gestione emotiva aiutano il bambino a sentirsi più sicuro nelle interazioni sociali e a ridurre la paura del giudizio.

- **Esercizi di respirazione e rilassamento**: praticare esercizi di respirazione profonda e rilassamento permette al bambino di ridurre l'ansia prima di parlare, creando uno stato di calma che facilita la fluidità.

- **Visualizzazione positiva**: immaginare situazioni comunicative affrontate con successo aiuta il bambino a costruire un'immagine positiva di sé come comunicatore, migliorando la sicurezza e riducendo la percezione delle disfluenze.

- **Tecniche di rinforzo positivo**: celebrare i progressi, anche piccoli, aumenta la motivazione del bambino e lo incoraggia a continuare a migliorare, consolidando i comportamenti positivi legati al parlato.

Coinvolgimento della Famiglia e dei Caregiver

Il coinvolgimento della famiglia e dei caregiver è essenziale per sostenere il bambino nell'utilizzo di strumenti e strategie di autogestione anche fuori dal contesto terapeutico. La famiglia fornisce un supporto emotivo e pratico, facilitando l'applicazione delle tecniche apprese.

- **Supporto quotidiano**: i genitori possono aiutare il bambino a mantenere una routine regolare di esercizi di fluency e rilassamento, offrendo supporto e incoraggiamento costante.

- **Coinvolgimento nelle attività di autovalutazione**: i genitori possono guidare il bambino nella compilazione del diario delle disfluenze o degli obiettivi settimanali, creando un dialogo aperto sulle sfide e sui progressi.

- **Creazione di un ambiente di supporto**: un ambiente familiare positivo e non giudicante, dove il bambino si sente libero di esprimersi, contribuisce a ridurre l'ansia e favorisce la comunicazione aperta.

Importanza della Continuità e della Motivazione

Per garantire il successo dell'intervento, è fondamentale mantenere una continuità nell'applicazione delle strategie e degli strumenti di supporto. La motivazione del bambino è essenziale, e il logopedista, insieme alla famiglia, deve lavorare per incoraggiare e rafforzare il senso di autoefficacia nel bambino, aiutandolo a sviluppare sicurezza e indipendenza nelle interazioni comunicative.

15 PATOLOGIE DEL LINGUAGGIO IN ETÀ ADULTA: AFASIE E RIABILITAZIONE

15.1 DEFINIZIONE E TIPI DI AFASIA

L'afasia è un disturbo del linguaggio causato da lesioni cerebrali che colpiscono le aree del linguaggio, come l'area di Broca e l'area di Wernicke, spesso a seguito di un ictus o di un trauma cranico. L'afasia influisce sulla capacità di comprendere e produrre il linguaggio parlato e scritto, compromettendo la comunicazione e l'autonomia della persona. Le afasie si differenziano per la gravità e per il tipo di compromissione, e il trattamento logopedico è essenziale per aiutare i pazienti a recuperare le abilità linguistiche.

Principali Tipi di Afasia

Le afasie si classificano in diversi tipi, ciascuno caratterizzato da particolari sintomi e da diverse modalità di compromissione del linguaggio. I tipi principali includono:

- **Afasia di Broca**: caratterizzata da difficoltà nella produzione del linguaggio, con frasi corte, incomplete e con errori grammaticali, mentre la comprensione è relativamente preservata. Il paziente può essere in grado di comprendere il discorso ma faticare a esprimersi.

- **Afasia di Wernicke**: colpisce principalmente la comprensione del linguaggio. Il paziente può produrre discorsi fluenti ma privi di significato, con errori di scelta delle parole o neologismi. La comprensione del linguaggio parlato e scritto è compromessa.

- **Afasia Globale**: la forma più grave di afasia, in cui sono compromesse sia la comprensione che la produzione del linguaggio. Il paziente ha difficoltà estese e significative in tutti gli aspetti della comunicazione.

- **Afasia Anomica**: una forma più lieve di afasia, caratterizzata da difficoltà nel trovare le parole giuste durante il discorso (anomie). La comprensione e la produzione del linguaggio sono generalmente preservate, ma l'elaborazione linguistica può risultare lenta e difficoltosa.

Cause dell'Afasia

L'afasia è causata da danni alle aree cerebrali responsabili del linguaggio, generalmente situate nell'emisfero sinistro. Le cause principali includono:

- **Ictus**: è la causa più comune di afasia e si verifica quando il flusso di sangue al cervello viene interrotto, causando danni ai tessuti cerebrali.
- **Trauma cranico**: un colpo alla testa può causare lesioni cerebrali che compromettono le aree del linguaggio, portando a una perdita parziale o completa della capacità di comunicare.
- **Tumori cerebrali**: la presenza di masse tumorali nelle aree del linguaggio può influire sulla capacità di comprendere o produrre il linguaggio.
- **Infezioni o malattie neurodegenerative**: condizioni come l'encefalite o le demenze possono portare a una perdita graduale delle abilità linguistiche.

Sintomi Comuni delle Afasie

Le persone affette da afasia manifestano sintomi che possono variare in base al tipo e alla gravità del disturbo. Alcuni sintomi comuni includono:

- **Difficoltà a formulare frasi complete**: i pazienti possono utilizzare solo parole chiave o frasi corte e incoerenti.
- **Errori di parola (parafasie)**: uso di parole simili ma scorrette (ad esempio, dire "cane" anziché "gatto") o parole inventate.
- **Problemi di comprensione**: difficoltà a seguire conversazioni, istruzioni o testi scritti.

- **Difficoltà con la scrittura e la lettura**: alcuni pazienti faticano a leggere o scrivere, manifestando gli stessi errori del parlato.

Importanza della Diagnosi Precoce

Una diagnosi precoce dell'afasia è fondamentale per avviare un percorso di riabilitazione logopedica mirato. Gli interventi tempestivi migliorano le probabilità di recupero delle abilità linguistiche e favoriscono una migliore qualità della vita, riducendo l'impatto del disturbo sulla comunicazione e sull'autonomia della persona.

15.2 DIAGNOSI DELLE AFASIE E CLASSIFICAZIONE CLINICA

La diagnosi delle afasie richiede una valutazione approfondita delle capacità linguistiche del paziente, con particolare attenzione alla produzione, comprensione, lettura e scrittura. Un'accurata classificazione clinica consente di identificare il tipo specifico di afasia e di personalizzare l'intervento logopedico in base alle esigenze individuali. La valutazione diagnostica si basa su test linguistici, osservazioni cliniche e tecniche di imaging cerebrale.

Valutazione Clinica delle Abilità Linguistiche

La valutazione clinica rappresenta uno dei passaggi fondamentali per analizzare le capacità comunicative del paziente e rilevare le aree linguistiche compromesse. Gli aspetti principali considerati includono:

- **Produzione del linguaggio**: viene analizzata la capacità del paziente di formulare frasi complete, valutando la presenza di errori grammaticali, parafasie e fluidità del discorso.
- **Comprensione del linguaggio**: si valutano la capacità di comprendere frasi e comandi verbali, identificando eventuali difficoltà nella comprensione del linguaggio parlato e scritto.
- **Ripetizione**: la capacità di ripetere parole e frasi è un indicatore importante per distinguere diversi tipi di afasia.

Nelle afasie di Wernicke e Broca, ad esempio, la ripetizione può essere compromessa.

- **Lettura e scrittura**: viene analizzata la capacità del paziente di leggere e scrivere, in quanto queste abilità sono spesso influenzate dalle stesse compromissioni linguistiche che influiscono sul parlato.

Strumenti Diagnostici per la Valutazione dell'Afasia

Esistono vari strumenti diagnostici standardizzati per valutare la gravità dell'afasia e classificare il tipo specifico di disturbo. Tra i test più utilizzati, troviamo:

- **BDAE (Boston Diagnostic Aphasia Examination)**: valuta diversi aspetti della comunicazione, tra cui la comprensione, la ripetizione, la lettura e la scrittura, permettendo di classificare il tipo di afasia.

- **WAB (Western Aphasia Battery)**: un test che fornisce un profilo completo delle abilità linguistiche del paziente e classifica il tipo e la gravità dell'afasia. Valuta anche la capacità cognitiva generale, che può influire sulla comunicazione.

- **Token Test**: usato principalmente per valutare la comprensione verbale, il Token Test è utile per identificare deficit di comprensione nelle afasie di tipo Wernicke o globale.

- **AAT (Aachener Aphasie Test)**: utilizzato per l'analisi dettagliata delle abilità linguistiche e per la classificazione delle afasie. Include sezioni dedicate alla comprensione, produzione e ripetizione del linguaggio.

Imaging Cerebrale e Diagnosi Neurologica

Gli esami di imaging cerebrale, come la risonanza magnetica (MRI) e la tomografia computerizzata (CT), sono essenziali per identificare l'estensione e la localizzazione della lesione cerebrale. Questi strumenti consentono di ottenere informazioni dettagliate sulle aree danneggiate, facilitando la diagnosi e la pianificazione del trattamento.

- **Risonanza Magnetica (MRI)**: la risonanza magnetica fornisce immagini dettagliate del cervello e permette di individuare lesioni nelle aree specifiche associate al linguaggio, come l'area di Broca e l'area di Wernicke.

- **Tomografia Computerizzata (CT)**: utilizzata soprattutto per lesioni recenti, come gli ictus, la TC consente di rilevare la presenza di danni cerebrali che possono causare afasia.

- **Imaging funzionale (fMRI, PET)**: utilizzati in alcuni casi per studiare l'attività cerebrale durante attività di comunicazione, questi strumenti offrono informazioni utili sulle aree attive durante la produzione e la comprensione del linguaggio.

Classificazione Clinica delle Afasie

La classificazione clinica delle afasie è basata principalmente sui sintomi linguistici e sui deficit specifici identificati durante la valutazione. Le afasie vengono generalmente classificate in due categorie principali: **afasie fluide** e **afasie non fluide**.

- **Afasie fluide**: caratterizzate da un discorso fluido ma privo di significato, tipico delle afasie di Wernicke e delle afasie anomiche. La comprensione del linguaggio è spesso compromessa, e le frasi prodotte possono includere neologismi o parafasie.

- **Afasie non fluide**: caratterizzate da difficoltà nella produzione del linguaggio e da discorsi frammentati o interrotti, come nelle afasie di Broca e nelle afasie globali. La comprensione può essere relativamente preservata, ma la costruzione delle frasi risulta difficoltosa.

Importanza di una Diagnosi Completa e Personalizzata

Una diagnosi completa e personalizzata è fondamentale per sviluppare un piano di riabilitazione logopedica efficace. La comprensione delle specifiche difficoltà del paziente permette di impostare un trattamento mirato, volto a migliorare le abilità comunicative e a favorire il recupero delle funzioni linguistiche compromesse.

15.3 METODOLOGIE E APPROCCI DI RIABILITAZIONE DEL LINGUAGGIO

La riabilitazione linguistica per le persone con afasia mira a migliorare le capacità di comprensione, produzione e utilizzo funzionale del linguaggio, promuovendo il recupero delle abilità compromesse. Gli approcci terapeutici si basano su tecniche di ripetizione, stimolazione linguistica e, in alcuni casi, l'uso di strumenti tecnologici per facilitare la comunicazione. Il trattamento è personalizzato in base al tipo e alla gravità dell'afasia, nonché alle necessità individuali del paziente.

Terapia della Stimolazione Linguistica

La terapia della stimolazione linguistica è uno degli approcci più comuni per il recupero delle abilità linguistiche nei pazienti con afasia. Questo metodo si basa su esercizi ripetuti di stimolazione delle funzioni linguistiche compromesse, utilizzando materiali verbali e non verbali.

- **Esercizi di ripetizione**: il paziente ripete parole, frasi e comandi verbali, migliorando la capacità di produzione linguistica e riducendo gli errori di parola.

- **Completamento di frasi**: il logopedista fornisce parti di frasi o indizi, e il paziente completa il discorso, facilitando la produzione linguistica.

- **Denominazione di oggetti**: attraverso immagini e oggetti, il paziente esercita la capacità di denominare, migliorando il recupero lessicale e l'accesso alle parole.

Approccio Comunicativo-Funzionale

L'approccio comunicativo-funzionale si concentra sulla riabilitazione delle abilità linguistiche utili per le interazioni quotidiane. Questo metodo incoraggia il paziente a utilizzare le abilità linguistiche residue e le competenze non verbali per comunicare in modo funzionale.

- **Simulazioni di situazioni quotidiane**: il logopedista ricrea scenari di vita reale, come ordinare al ristorante o chiedere indicazioni, per permettere al paziente di esercitarsi nella comunicazione.

- **Uso di gesti e segnali visivi**: i gesti e le espressioni facciali vengono integrati per supportare il linguaggio verbale, facilitando la comprensione e la comunicazione.

- **Risoluzione di problemi comunicativi**: il paziente affronta situazioni che richiedono l'uso di frasi semplici e l'interazione con l'interlocutore, aumentando la flessibilità comunicativa.

Terapia di Ripetizione e Immaginazione (Script Training)

La terapia di ripetizione e immaginazione, nota come Script Training, è utilizzata per insegnare al paziente frasi e discorsi predefiniti, che possono essere utilizzati in situazioni specifiche. Questo approccio è particolarmente utile per i pazienti che hanno difficoltà a produrre frasi complesse.

- **Memorizzazione di script**: il paziente memorizza frasi e dialoghi utili per la comunicazione quotidiana, migliorando la capacità di esprimersi in contesti prevedibili.

- **Esercizi di ripetizione degli script**: la ripetizione continua di script aiuta a migliorare la fluidità del discorso e a ridurre gli errori linguistici.

- **Pratica in situazioni simulate**: il paziente utilizza gli script in contesti simulati, facilitando l'automatizzazione delle frasi e il recupero rapido delle parole.

Comunicazione Aumentativa e Alternativa (CAA)

Per i pazienti con afasie più gravi, la Comunicazione Aumentativa e Alternativa (CAA) rappresenta una valida strategia per esprimersi. La CAA utilizza simboli, immagini e dispositivi tecnologici che consentono di comunicare senza fare affidamento esclusivo sul linguaggio verbale.

- **Sistemi di simboli visivi**: immagini e simboli rappresentano concetti e parole, permettendo al paziente di comunicare con un supporto visivo.

- **App e dispositivi di supporto**: l'uso di tablet e app per la comunicazione fornisce al paziente un mezzo alternativo per esprimere bisogni e desideri.

- **Lingua dei segni**: per alcuni pazienti, l'apprendimento della lingua dei segni può essere utile per integrare o sostituire il linguaggio verbale.

Terapia con Feedback Tecnologico

La terapia con feedback tecnologico include l'uso di software e applicazioni che forniscono un feedback immediato al paziente, supportando il recupero delle abilità linguistiche in modo interattivo e personalizzato.

- **Software di riabilitazione linguistica**: programmi dedicati offrono esercizi di denominazione, comprensione e produzione, con feedback immediato sui progressi.

- **App di lettura e scrittura assistita**: applicazioni che facilitano la lettura e la scrittura consentono al paziente di esercitarsi nelle abilità linguistiche compromesse.

- **Simulazioni di conversazioni**: alcune app permettono al paziente di partecipare a conversazioni simulate, migliorando la flessibilità e la fluidità del parlato.

Supporto Psicologico e Coinvolgimento della Famiglia

Il supporto psicologico è essenziale per affrontare le sfide emotive associate all'afasia. Il coinvolgimento della famiglia nel processo di riabilitazione è altrettanto importante per supportare il paziente nella comunicazione quotidiana e nei progressi del trattamento.

- **Consulenza psicologica**: il paziente riceve supporto per gestire l'impatto emotivo dell'afasia e per mantenere la motivazione nel percorso di riabilitazione.

- **Educazione della famiglia**: i familiari vengono coinvolti e formati per facilitare la comunicazione e supportare l'intervento logopedico.

- **Attività di gruppo**: partecipare a gruppi di supporto per pazienti con afasia aiuta a ridurre l'isolamento e a migliorare la sicurezza nelle interazioni sociali.

Importanza della Continuità e dell'Adattamento Terapeutico

Un approccio continuo e adattato al progresso del paziente è fondamentale per garantire il successo della riabilitazione linguistica. La terapia deve essere personalizzata e flessibile, rispondendo alle necessità e alle capacità in evoluzione del paziente per favorire un recupero efficace delle abilità comunicative.

15.4 PROGRAMMI TERAPEUTICI PER IL RECUPERO DELLE FUNZIONI LINGUISTICHE

Il recupero delle funzioni linguistiche nei pazienti con afasia richiede l'adozione di programmi terapeutici strutturati, che consentano di migliorare le capacità comunicative attraverso esercizi mirati e strategie personalizzate. Questi programmi si basano su modelli di intervento consolidati e metodologie specifiche per stimolare il linguaggio e supportare il paziente nel recupero delle abilità compromesse.

Programma Melodic Intonation Therapy (MIT)

La **Melodic Intonation Therapy (MIT)** è un metodo di riabilitazione che sfrutta il ritmo e la melodia per facilitare la produzione del linguaggio. Questo approccio è particolarmente efficace per i pazienti con afasia non fluente, come l'afasia di Broca.

- **Utilizzo del ritmo e della melodia**: il logopedista guida il paziente a cantare o intonare parole e frasi usando un ritmo melodico, che stimola le aree del cervello non compromesse dall'afasia.

- **Incremento graduale della complessità**: si parte da parole semplici e ripetute per arrivare a frasi più lunghe, migliorando la fluidità e la produzione del linguaggio.

- **Coinvolgimento della musicalità**: i pazienti spesso riescono a esprimersi meglio utilizzando la musica, e questo programma sfrutta la musicalità per bypassare le difficoltà linguistiche.

Programma Promoting Aphasics' Communicative Effectiveness (PACE)

Il **PACE** è un programma che si concentra sulla comunicazione funzionale, incoraggiando il paziente a utilizzare qualsiasi modalità di comunicazione disponibile per esprimere i propri pensieri.

- **Focus sulla comunicazione pratica**: il programma enfatizza la trasmissione del messaggio piuttosto che la precisione delle parole, utilizzando gesti, disegni e simboli.

- **Approccio collaborativo**: il paziente e il logopedista lavorano insieme per risolvere situazioni comunicative, come chiedere un'informazione o raccontare un evento.

- **Rinforzo della fiducia comunicativa**: il programma PACE permette al paziente di comunicare in modo funzionale, migliorando l'autostima e la sicurezza nelle interazioni sociali.

Conversational Partner Training

Il **Conversational Partner Training** è un programma che si concentra sull'educazione dei partner comunicativi, come i familiari, per facilitare il processo di riabilitazione. Questo approccio è fondamentale per integrare il paziente nelle attività quotidiane e migliorare la qualità delle interazioni.

- **Formazione del partner comunicativo**: i familiari e caregiver imparano tecniche per agevolare la comunicazione con il paziente, come l'uso di domande aperte o il rispetto del tempo di risposta.

- **Riduzione delle barriere comunicative**: si incoraggia il partner a utilizzare strategie di supporto come il contatto visivo, la parafrasi e la ripetizione per facilitare la comprensione.

- **Sostegno al paziente**: il programma promuove un ambiente comunicativo favorevole, in cui il paziente si sente sicuro di esprimersi senza paura di essere frainteso.

Constraint-Induced Aphasia Therapy (CIAT)

La **CIAT** è un approccio intensivo che incoraggia il paziente a usare il linguaggio verbale piuttosto che metodi compensativi come gesti o immagini. Questo programma è particolarmente utile per stimolare il recupero delle funzioni linguistiche attraverso un approccio intensivo e motivante.

- **Uso forzato del linguaggio verbale**: il paziente è incoraggiato a comunicare esclusivamente attraverso il linguaggio, evitando il ricorso a strategie non verbali.

- **Esercizi intensivi**: il programma prevede sessioni intense e frequenti di esercizi linguistici, con il fine di potenziare il recupero delle abilità compromesse.

- **Incoraggiamento alla perseveranza**: il programma CIAT sfida il paziente a superare le difficoltà linguistiche, aumentando la resistenza e la perseveranza nelle interazioni verbali.

Life Participation Approach to Aphasia (LPAA)

Il **LPAA** si concentra sull'integrazione sociale del paziente e sulla partecipazione attiva alla vita quotidiana, promuovendo un approccio olistico alla riabilitazione.

- **Focus sulla qualità della vita**: il programma mira a migliorare la partecipazione del paziente nelle attività significative, come la socializzazione, il lavoro e le attività ricreative.

- **Obiettivi personalizzati**: il logopedista lavora con il paziente per stabilire obiettivi rilevanti e raggiungibili, aumentando il senso di autonomia e controllo.

- **Coinvolgimento della comunità**: il programma incoraggia la partecipazione sociale, supportando il paziente nel reinserimento nella comunità e nelle attività di gruppo.

Importanza di un Approccio Integrato e Personalizzato

L'integrazione di diversi programmi terapeutici, personalizzati in base alle esigenze del paziente, permette di massimizzare il recupero delle abilità linguistiche e di migliorare la qualità della vita. Un approccio flessibile e adattabile assicura che il trattamento sia efficace e rispondente ai progressi e alle necessità in evoluzione del paziente.

16 TECNOLOGIE ASSISTIVE E SISTEMI DI COMUNICAZIONE ALTERNATIVA

16.1 INTRODUZIONE ALLA COMUNICAZIONE AUMENTATIVA E ALTERNATIVA

La Comunicazione Aumentativa e Alternativa (CAA) comprende una serie di metodi, strumenti e strategie utilizzati per supportare o sostituire il linguaggio verbale in individui con difficoltà comunicative. La CAA è essenziale per persone con disabilità linguistiche permanenti o temporanee, come individui con afasia, paralisi cerebrale, disturbi dello spettro autistico e altre patologie che influenzano la capacità di comunicare verbalmente. Attraverso la CAA, si mira a migliorare l'inclusione sociale, l'autonomia e la qualità della vita, permettendo all'individuo di esprimere bisogni, emozioni e desideri in modo efficace.

Scopi e Benefici della CAA

La CAA non è solo un mezzo per facilitare la comunicazione, ma svolge un ruolo cruciale nel supporto della partecipazione sociale e nel potenziamento dell'autostima e dell'autonomia dell'individuo. I principali benefici includono:

- **Incremento dell'autonomia**: la CAA permette alle persone di comunicare indipendentemente, riducendo la dipendenza da caregiver o interpreti.

- **Miglioramento delle interazioni sociali**: grazie ai sistemi di comunicazione alternativa, gli individui possono partecipare più attivamente alle conversazioni e alle attività di gruppo.

- **Supporto all'apprendimento e allo sviluppo cognitivo**: la CAA può favorire lo sviluppo di abilità cognitive e linguistiche, specialmente nei bambini con disturbi dello sviluppo.

- **Riduzione del senso di isolamento**: per molti, la CAA rappresenta un ponte verso una maggiore inclusione sociale, migliorando la qualità della vita.

Tipologie di CAA: Aumentativa e Alternativa

La CAA si distingue in **aumentativa** e **alternativa** a seconda delle esigenze dell'individuo e del contesto comunicativo:

- **CAA aumentativa**: supporta la comunicazione verbale esistente, aiutando l'individuo a esprimersi in modo più efficace. Questo approccio è utile per coloro che hanno una capacità linguistica parziale, ma necessitano di un supporto aggiuntivo.

- **CAA alternativa**: sostituisce completamente il linguaggio verbale quando non è possibile per l'individuo comunicare verbalmente. Viene utilizzata in situazioni di compromissione completa della parola, come in alcuni casi di paralisi cerebrale o afasia grave.

Strumenti e Sistemi di Comunicazione Aumentativa e Alternativa

I sistemi di CAA comprendono una vasta gamma di strumenti e risorse, dai dispositivi elettronici complessi alle semplici schede visive. Questi strumenti sono selezionati in base alle abilità e preferenze individuali, garantendo un approccio personalizzato alla comunicazione.

- **Sistemi a bassa tecnologia**: comprendono carte con immagini, simboli e schede di comunicazione che l'individuo può indicare per esprimere pensieri o bisogni. Questi sistemi sono economici e facilmente accessibili, ideali per contesti domestici o scolastici.

- **Sistemi a media tecnologia**: dispositivi semplici con funzionalità vocali di base, come comunicatori a singolo messaggio, che riproducono una frase o una parola registrata quando vengono attivati.

- **Sistemi ad alta tecnologia**: dispositivi di comunicazione elettronici avanzati, come tablet o computer con software specifici per la CAA. Questi strumenti permettono una maggiore versatilità e includono sintetizzatori vocali, tastiere virtuali e interfacce touch screen personalizzabili.

Principi per l'Implementazione della CAA

L'efficacia della CAA dipende da una corretta implementazione e da un approccio che risponda ai bisogni individuali. Alcuni principi fondamentali per l'implementazione includono:

- **Valutazione delle capacità individuali**: è essenziale valutare le abilità cognitive, motorie e linguistiche dell'individuo per scegliere il sistema di CAA più adatto.
- **Adattamento progressivo**: l'introduzione della CAA deve avvenire in modo graduale, permettendo all'individuo di familiarizzare con il sistema e di utilizzarlo in modo naturale.
- **Coinvolgimento della famiglia e del contesto sociale**: i caregiver, i familiari e gli insegnanti devono essere formati e coinvolti nell'uso del sistema di CAA per garantire che l'individuo possa utilizzarlo efficacemente in diversi contesti.
- **Monitoraggio e adattamento continuo**: la CAA deve essere monitorata e adattata periodicamente in base ai progressi e alle esigenze in evoluzione dell'individuo, assicurando che il sistema rimanga adeguato e funzionale.

16.2 CANDIDATI E CONTESTI PER L'USO DI SISTEMI ASSISTIVI

I sistemi di Comunicazione Aumentativa e Alternativa (CAA) sono destinati a persone che, per vari motivi, hanno difficoltà significative nel comunicare attraverso il linguaggio verbale. La selezione dei candidati ideali per la CAA richiede una valutazione completa delle abilità e delle necessità comunicative dell'individuo, e l'applicazione varia a seconda dei contesti, come l'ambiente familiare, scolastico o lavorativo.

Criteri per Identificare i Candidati alla CAA

Non tutte le persone con difficoltà linguistiche necessitano di CAA, per cui è essenziale identificare i candidati più idonei sulla base di criteri specifici, che includono:

- **Gravità delle difficoltà linguistiche**: i candidati alla CAA presentano una compromissione significativa e persistente della capacità di comunicare verbalmente, come nei casi di paralisi cerebrale, afasia grave, disturbi dello spettro autistico o SLA (sclerosi laterale amiotrofica).
- **Capacità cognitive e motorie**: è importante che l'individuo possieda le abilità cognitive e motorie necessarie per comprendere e utilizzare il sistema di CAA. Nei casi in cui queste abilità sono limitate, vengono selezionati strumenti più semplici e adatti alle capacità residue dell'individuo.
- **Motivazione e desiderio di comunicare**: la motivazione a comunicare è un elemento cruciale per l'efficacia della CAA. Le persone con una forte motivazione, anche se non verbali, tendono a trarre maggiore beneficio dai sistemi di CAA.
- **Supporto familiare e sociale**: la disponibilità di un supporto attivo da parte della famiglia e della rete sociale dell'individuo è essenziale per il successo dell'implementazione della CAA.

Contesti di Utilizzo della CAA

La CAA può essere applicata in diversi contesti, e la sua efficacia dipende dalla capacità di adattarsi alle specifiche esigenze comunicative di ogni ambiente.

- **Ambito familiare e domiciliare**: all'interno del contesto familiare, la CAA permette di facilitare la comunicazione tra l'individuo e i suoi caregiver, migliorando l'interazione e riducendo la frustrazione. Gli strumenti di CAA possono essere utilizzati per esprimere bisogni di base, partecipare a conversazioni familiari e svolgere attività quotidiane con maggiore autonomia.

- **Ambito scolastico ed educativo**: in contesti scolastici, la CAA supporta l'apprendimento e la partecipazione del bambino alle attività di gruppo, facilitando l'integrazione e migliorando le competenze comunicative e sociali. Gli insegnanti e i compagni di classe vengono spesso formati per utilizzare e comprendere il sistema di CAA, creando un ambiente di apprendimento inclusivo.

- **Ambito riabilitativo e terapeutico**: durante le sessioni di logopedia o di altre terapie, la CAA è utilizzata come strumento di supporto per stimolare il linguaggio e le abilità cognitive. La CAA può integrare l'intervento terapeutico, permettendo al paziente di comunicare con il logopedista e di partecipare attivamente al percorso riabilitativo.

- **Ambito lavorativo**: nei contesti lavorativi, la CAA consente alle persone con disabilità linguistiche di svolgere mansioni che richiedono comunicazione con colleghi e clienti. L'utilizzo di sistemi assistivi personalizzati permette al lavoratore di contribuire attivamente, migliorando l'inclusione e riducendo le barriere comunicative.

- **Ambito comunitario e sociale**: i sistemi di CAA aiutano le persone con disabilità linguistiche a partecipare a eventi sociali e comunitari, come attività ricreative, gruppi di supporto e interazioni sociali. In questi contesti, la CAA facilita l'interazione con persone al di fuori della rete familiare, promuovendo l'autonomia e l'integrazione sociale.

Vantaggi dell'Uso della CAA in Diversi Contesti

L'integrazione della CAA nei diversi ambiti della vita quotidiana offre numerosi vantaggi che vanno oltre la semplice capacità di comunicare. Questi vantaggi includono:

- **Miglioramento dell'autonomia**: grazie alla CAA, l'individuo può comunicare i propri bisogni e desideri in modo indipendente, riducendo la dipendenza dai caregiver.

- **Integrazione sociale e scolastica**: la CAA promuove la partecipazione attiva nelle attività di gruppo, favorendo l'inclusione sociale e l'interazione con coetanei, insegnanti e colleghi.

- **Sviluppo delle competenze linguistiche e cognitive**: attraverso l'utilizzo regolare dei sistemi di CAA, l'individuo esercita e rinforza le proprie abilità comunicative, migliorando la capacità di elaborare e comprendere informazioni.

- **Riduzione dell'isolamento e della frustrazione**: la CAA riduce la sensazione di isolamento, offrendo un mezzo di comunicazione efficace che permette all'individuo di interagire con gli altri e di esprimere i propri pensieri e sentimenti.

Importanza di un Approccio Collaborativo

Per implementare la CAA in modo efficace, è fondamentale adottare un approccio collaborativo che coinvolga il paziente, la famiglia, i professionisti e l'ambiente sociale. La cooperazione tra tutte le figure coinvolte garantisce che il sistema di CAA venga utilizzato in modo efficace e che sia adeguatamente adattato ai bisogni specifici dell'individuo.

16.3 STRUMENTI E TECNOLOGIE PER LA COMUNICAZIONE ALTERNATIVA

Gli strumenti e le tecnologie per la Comunicazione Aumentativa e Alternativa (CAA) offrono una vasta gamma di opzioni per facilitare l'espressione e la comprensione del linguaggio nelle persone con disabilità comunicative. La selezione del giusto strumento dipende dalle abilità e dalle esigenze specifiche di ciascun individuo, e l'uso di questi strumenti può migliorare significativamente la qualità della comunicazione e l'inclusione sociale.

Strumenti a Bassa Tecnologia

Gli strumenti a bassa tecnologia sono dispositivi semplici, economici e privi di componenti elettronici. Questi strumenti offrono soluzioni accessibili e sono particolarmente adatti per contesti in cui le risorse tecnologiche sono limitate.

- **Tabelle di comunicazione**: tabelle con simboli, immagini o parole che l'individuo può indicare per esprimere pensieri e bisogni. Sono personalizzabili e utili per chi possiede abilità motorie sufficienti per puntare o indicare.

- **Libri di comunicazione**: raccolte di simboli visivi o fotografie organizzate per categorie, che permettono all'individuo di comunicare scegliendo immagini corrispondenti ai concetti da esprimere.

- **Carte visive**: carte singole con immagini o simboli specifici, utilizzate per richiedere oggetti o azioni. Possono essere organizzate in sequenza per creare frasi semplici e sono particolarmente utili per i bambini in età prescolare.

- **Schede di selezione rapida**: per coloro che necessitano di un accesso immediato a frasi comuni, come "ho sete" o "ho bisogno di aiuto", queste schede facilitano la comunicazione di bisogni essenziali in modo rapido e intuitivo.

Strumenti a Media Tecnologia

Gli strumenti a media tecnologia includono dispositivi con funzionalità vocali di base o semplici interfacce che possono essere programmati per riprodurre messaggi o frasi preregistrate.

- **Comunicatori a messaggio singolo**: dispositivi che riproducono un messaggio registrato ogni volta che vengono attivati. Sono particolarmente indicati per comunicazioni di emergenza o per esprimere bisogni specifici.

- **Comunicatori con livelli**: dispositivi che consentono di registrare più messaggi, organizzati in diversi livelli. L'individuo può selezionare il messaggio appropriato in base al contesto, migliorando la versatilità della comunicazione.

- **Pulsanti comunicativi**: dispositivi attivabili tramite pressione, ciascuno con un messaggio unico registrato. Utili per individui con abilità motorie limitate, consentono una comunicazione semplice e diretta.

- **Lavagne interattive con sezioni tematiche**: lavagne elettroniche con simboli e immagini categorizzate, utili per chi ha bisogno di un sistema più strutturato e per coloro che beneficiano di supporti visivi multipli.

Strumenti ad Alta Tecnologia

Gli strumenti ad alta tecnologia includono dispositivi avanzati come tablet, computer e software di comunicazione. Questi strumenti sono particolarmente efficaci per chi necessita di un sistema complesso e versatile, offrendo maggiore autonomia e flessibilità.

- **Tablet con app di comunicazione**: i tablet possono essere configurati con applicazioni di CAA come Proloquo2Go, TouchChat o SonoFlex, che trasformano il dispositivo in un potente strumento di comunicazione con una vasta gamma di opzioni linguistiche e visive.

- **Dispositivi con sintesi vocale**: strumenti elettronici che producono suoni e frasi tramite sintesi vocale, permettendo all'individuo di comunicare verbalmente. La voce sintetica facilita l'integrazione sociale e rende più naturale l'interazione con gli altri.

- **Computer con software di comunicazione**: software specializzati che offrono tastiere virtuali, simboli visivi e frasi predefinite per permettere la comunicazione in tempo reale. Alcuni programmi includono funzionalità di personalizzazione per adattarsi alle capacità motorie e cognitive dell'individuo.

- **Occhiali a puntatore laser**: per le persone con mobilità limitata, gli occhiali con puntatore laser consentono di indicare simboli o parole su tabelle di comunicazione, utilizzando un fascio di luce per selezionare i contenuti.

Tecnologie di Accesso Alternativo

Le tecnologie di accesso alternativo facilitano l'utilizzo dei dispositivi di CAA da parte di persone con difficoltà motorie, rendendo la comunicazione accessibile anche a chi ha limitazioni fisiche.

- **Switch (interruttori)**: pulsanti che l'individuo può attivare con il piede, la testa o altre parti del corpo, utilizzati per navigare nei dispositivi di CAA e selezionare opzioni di comunicazione.

- **Eye-tracking (tracciamento oculare)**: tecnologia che rileva i movimenti degli occhi, permettendo all'individuo di selezionare simboli o frasi su uno schermo senza l'uso delle mani. È particolarmente utile per chi ha gravi limitazioni motorie.

- **Joystick adattati**: utilizzati per manovrare dispositivi di comunicazione tramite movimenti minimi, ideali per persone con mobilità ridotta nelle mani.

- **Sensori di movimento**: rilevano movimenti specifici, come il battito di ciglia o movimenti della testa, per attivare opzioni di comunicazione sui dispositivi di CAA.

Vantaggi dell'Uso di Strumenti e Tecnologie di CAA

L'integrazione di strumenti tecnologici e adattivi per la CAA offre diversi vantaggi che migliorano l'autonomia e la qualità della comunicazione:

- **Maggiore flessibilità comunicativa**: grazie alla possibilità di utilizzare simboli, voce sintetica e strumenti interattivi, l'individuo può comunicare in modo più ricco e diversificato.

- **Personalizzazione e adattabilità**: molti strumenti di CAA possono essere configurati per rispondere alle esigenze specifiche dell'individuo, garantendo che il sistema sia sempre adeguato alle sue capacità.

- **Supporto alla comunicazione indipendente**: con dispositivi come il tracciamento oculare e i pulsanti adattati, anche le persone con mobilità ridotta possono comunicare autonomamente.

- **Facilitazione dell'inclusione sociale**: l'uso di strumenti vocali e di sintesi facilita la comprensione e l'interazione, permettendo all'individuo di partecipare a conversazioni e attività sociali in modo attivo.

Importanza della Selezione e del Monitoraggio degli Strumenti

La scelta dello strumento di CAA più adeguato richiede una valutazione attenta delle capacità e dei bisogni comunicativi dell'individuo. La selezione deve essere effettuata in collaborazione con il logopedista e, se possibile, con i familiari, per garantire che lo strumento risponda alle necessità pratiche e alle preferenze dell'utente. Inoltre, il monitoraggio e l'adattamento periodico dei dispositivi di CAA sono fondamentali per assicurare che il sistema resti funzionale e che continui a soddisfare le esigenze in evoluzione dell'individuo.

16.4 VALUTAZIONE E PIANIFICAZIONE DELL'INTERVENTO

La valutazione delle necessità comunicative e la pianificazione dell'intervento sono fasi cruciali per l'implementazione efficace di un sistema di Comunicazione Aumentativa e Alternativa (CAA). La valutazione deve tenere conto delle abilità motorie, cognitive e sociali dell'individuo, mentre la pianificazione consente di creare un percorso personalizzato per il miglioramento delle capacità comunicative. Un approccio completo e multidisciplinare garantisce che il sistema di CAA sia adeguato e ben integrato nella vita quotidiana dell'individuo.

Fase di Valutazione delle Capacità e dei Bisogni Comunicativi

La valutazione è il primo passaggio per identificare il sistema di CAA più adatto all'individuo. Si analizzano le capacità residue, i limiti fisici e le esigenze comunicative, adottando un approccio olistico che coinvolge vari aspetti.

- **Analisi delle abilità motorie**: viene valutata la capacità dell'individuo di controllare i movimenti necessari per utilizzare il sistema, come la pressione di pulsanti, l'uso di gesti o movimenti oculari. La valutazione determina se sono necessari dispositivi a basso o alto livello di tecnologia, o sistemi con accesso alternativo.

- **Valutazione delle abilità cognitive**: si esaminano le abilità cognitive, come la comprensione dei simboli, la memoria e l'attenzione, per selezionare un sistema di CAA che l'individuo possa usare efficacemente. Per le persone con capacità cognitive limitate, si prediligono strumenti semplici e visivi.

- **Analisi delle esigenze comunicative**: il logopedista analizza i bisogni comunicativi dell'individuo nei vari contesti di vita (famiglia, scuola, lavoro). Questo permette di definire gli obiettivi comunicativi e le funzionalità di cui il sistema di CAA dovrà essere dotato.

- **Osservazione dei comportamenti comunicativi**: si osservano le modalità comunicative già in uso, come gesti, vocalizzazioni o altri segnali non verbali, per integrare questi comportamenti nella CAA e facilitarne l'adozione.

Pianificazione dell'Intervento con la CAA

Dopo la fase di valutazione, si procede alla pianificazione di un intervento personalizzato, che definisce gli obiettivi e le modalità di utilizzo del sistema di CAA. La pianificazione include la selezione dello strumento e un piano di supporto per facilitare l'apprendimento e l'uso del sistema.

- **Definizione degli obiettivi a breve e lungo termine**: gli obiettivi devono essere realistici e misurabili, adattati alle capacità e ai contesti comunicativi dell'individuo. Si stabiliscono obiettivi a breve termine, come il riconoscimento dei simboli, e a lungo termine, come l'uso autonomo del sistema.

- **Selezione del sistema di CAA**: basandosi sulla valutazione, si sceglie lo strumento più appropriato (bassa, media o alta tecnologia) e si adattano le funzionalità alle necessità dell'individuo. La selezione tiene conto della portabilità e della semplicità d'uso, per favorire un utilizzo costante.

- **Integrazione graduale nella vita quotidiana**: l'intervento deve prevedere l'integrazione della CAA nei contesti di vita dell'individuo, come l'ambiente familiare, scolastico o lavorativo. Questo aiuta l'individuo a utilizzare il sistema di CAA in modo funzionale e naturale.

- **Coinvolgimento di famiglia e caregiver**: i familiari e i caregiver vengono formati per comprendere e supportare l'uso del sistema di CAA, assicurando un ambiente collaborativo. Questo coinvolgimento è fondamentale per mantenere la motivazione e facilitare l'interazione con gli altri.

Monitoraggio e Adattamento dell'Intervento

Il monitoraggio continuo e l'adattamento dell'intervento sono essenziali per garantire che il sistema di CAA rimanga efficace e risponda ai progressi dell'individuo. Questo processo permette di apportare modifiche per ottimizzare l'uso del sistema e adeguare le strategie comunicative.

- **Valutazioni periodiche**: il logopedista esegue valutazioni regolari per monitorare i progressi, identificare eventuali difficoltà e rivedere gli obiettivi. Le valutazioni includono feedback dell'individuo e dei caregiver, per garantire che il sistema di CAA continui a soddisfare le necessità comunicative.

- **Adattamento degli strumenti e delle tecniche**: in base ai progressi e alle esigenze emergenti, si possono modificare le impostazioni del sistema di CAA, aggiungere nuovi simboli o aggiornare i software di comunicazione. Questo assicura che il sistema rimanga sempre adeguato alle abilità in evoluzione dell'individuo.

- **Supporto emotivo e motivazionale**: il logopedista fornisce un supporto costante per mantenere la motivazione dell'individuo, rafforzando la fiducia nell'utilizzo del sistema. Questo aspetto è particolarmente importante per superare eventuali ostacoli o frustrazioni.

- **Coinvolgimento nelle attività sociali**: l'intervento deve promuovere la partecipazione dell'individuo alle attività sociali, aiutandolo a utilizzare la CAA per interagire con gli altri in diversi contesti. L'obiettivo è garantire una comunicazione funzionale e integrata nella vita quotidiana.

Importanza della Collaborazione Interdisciplinare

Un intervento efficace con la CAA richiede la collaborazione tra diversi professionisti, come logopedisti, psicologi, terapisti occupazionali e insegnanti. Questa cooperazione interdisciplinare garantisce che tutti gli aspetti delle abilità e delle necessità dell'individuo siano considerati, assicurando che il sistema di CAA sia implementato in modo efficace e che il supporto sia costante e personalizzato.

17 INTELLIGENZA ARTIFICIALE E LOGOPEDIA

L'intelligenza artificiale (AI) sta trasformando radicalmente il campo della logopedia, aprendo nuove possibilità per la diagnosi precoce, il monitoraggio continuo e il trattamento personalizzato dei disturbi del linguaggio. Grazie all'AI, i logopedisti possono beneficiare di strumenti avanzati che analizzano il linguaggio, il tono, la pronuncia e la struttura delle frasi, fornendo un quadro dettagliato delle abilità comunicative del paziente. Ecco come l'AI viene applicata in modo concreto nella pratica logopedica.

17.1 DIAGNOSI AUTOMATIZZATA E SCREENING PRECOCE

L'AI permette di analizzare in modo automatico campioni di voce e testo, identificando anomalie linguistiche e fonetiche che possono indicare la presenza di un disturbo. I modelli di machine learning (ML) vengono addestrati su grandi quantità di dati linguistici per riconoscere pattern associati a specifici disturbi, come la dislessia, la disfemia e l'ipoacusia.

- **Analisi del linguaggio naturale (NLP)**: Utilizzata per esaminare il contenuto semantico, la struttura delle frasi e le ripetizioni, l'NLP permette di identificare caratteristiche linguistiche indicative di disturbi della fluency e dell'articolazione. Ad esempio, l'AI può individuare ripetizioni involontarie, pause e prolungamenti tipici della balbuzie.

- **Screening precoce automatizzato per i bambini**: L'AI è particolarmente utile per la diagnosi precoce nei bambini, rilevando difetti di pronuncia o sviluppo anomalo del linguaggio attraverso applicazioni di ascolto attivo, che analizzano la voce durante attività quotidiane o giochi.

- **Riconoscimento di disturbi dello spettro autistico (DSA)**: Alcuni modelli di AI sono addestrati per rilevare segni di comunicazione pragmatica e linguaggio stereotipato, spesso legati a disturbi dello spettro autistico, consentendo una diagnosi più tempestiva.

17.2 MONITORAGGIO CONTINUO E VALUTAZIONE DEI PROGRESSI

I progressi nella logopedia possono essere monitorati in tempo reale grazie all'AI, che analizza i campioni di voce e linguaggio del paziente in modo sistematico e continuo. Questo consente una regolazione dinamica del trattamento basata sui miglioramenti o sulle difficoltà osservate.

- **Feedback immediato e adattivo**: I sistemi basati su AI possono fornire feedback istantaneo ai pazienti, correggendo la pronuncia o suggerendo modifiche nella struttura della frase. Questo approccio si rivela particolarmente utile nella riabilitazione post-ictus, dove il recupero delle abilità linguistiche richiede feedback costante.

- **Piattaforme di apprendimento interattivo**: Applicazioni supportate dall'AI guidano il paziente attraverso esercizi di linguaggio, adattandosi automaticamente al livello e alla velocità di apprendimento. Tali piattaforme possono monitorare il progresso, registrare i risultati e suggerire esercizi in linea con le difficoltà del paziente.

- **Analisi della progressione fonetica**: I logopedisti possono utilizzare l'AI per monitorare la qualità dei suoni prodotti, analizzando precisione, tono, ritmo e fluidità del parlato. Questa analisi permette di identificare e affrontare gli errori fonetici ricorrenti nel corso della terapia.

17.3 PERSONALIZZAZIONE DEI PROGRAMMI TERAPEUTICI

L'AI può creare programmi terapeutici personalizzati basati sui bisogni individuali del paziente, integrando diversi moduli di apprendimento e intervento per ottimizzare i risultati.

- **Moduli adattivi di apprendimento**: Le piattaforme AI raccolgono dati sul linguaggio del paziente e personalizzano gli esercizi in base alle sue esigenze. Per esempio, per un paziente con difficoltà di comprensione fonologica, il sistema può incrementare gradualmente la difficoltà degli esercizi fonologici fino al raggiungimento degli obiettivi terapeutici.

- **Simulazioni linguistiche avanzate**: L'AI è in grado di creare ambienti simulati in cui il paziente può praticare situazioni reali, come conversazioni al lavoro o interazioni sociali. Questo approccio risulta efficace per i pazienti con difficoltà di comunicazione pragmatica o sociale, come nel caso dell'autismo.

- **Suggerimenti terapeutici basati su big data**: Analizzando milioni di campioni di terapia linguistica, l'AI può suggerire approcci e tecniche terapeutiche che si sono rivelate efficaci per pazienti con profili simili, offrendo al logopedista nuove soluzioni basate sull'evidenza.

17.4 CHATBOT E ASSISTENTI VIRTUALI PER IL SUPPORTO LOGOPEDICO

I chatbot e gli assistenti virtuali basati su AI possono supportare il paziente durante le sessioni, ma anche tra un incontro e l'altro, fornendo esercizi, promemoria e interazioni guidate.

- **Chatbot per esercizi di rinforzo**: I chatbot possono guidare il paziente attraverso esercizi specifici come la ripetizione di parole o frasi, il riconoscimento fonetico e la pratica della fluency. Questo aiuta a mantenere alta la motivazione del paziente anche al di fuori delle sessioni tradizionali.

- **Assistenti vocali per la CAA**: Assistenti vocali personalizzabili permettono alle persone con difficoltà comunicative di esprimersi utilizzando un'interfaccia semplice e interattiva, facilitando la comunicazione in tempo reale.

- **Programmi di coaching interattivo**: Alcuni assistenti virtuali possono agire come veri e propri coach, adattando i suggerimenti di esercizio e incoraggiando il paziente a continuare gli allenamenti, con un impatto positivo sulla motivazione e la costanza del trattamento.

17.5 APPLICAZIONI DELL'AI NELLA RICERCA E SVILUPPO IN LOGOPEDIA

L'AI sta anche accelerando i progressi nella ricerca logopedica, rendendo più semplice l'analisi di grandi volumi di dati linguistici e l'identificazione di pattern che potrebbero sfuggire all'osservazione umana.

- **Analisi di grandi volumi di dati linguistici**: Grazie al machine learning, i ricercatori possono analizzare migliaia di campioni vocali in poco tempo, identificando pattern e differenze significative tra vari disturbi linguistici. Questo supporta lo sviluppo di nuovi modelli diagnostici.

- **Sviluppo di biomarcatori per disturbi linguistici**: I dati raccolti dall'AI vengono utilizzati per identificare biomarcatori vocali e linguistici che potrebbero predire la progressione di disturbi come l'afasia o il deterioramento cognitivo.

- **Simulazioni avanzate per lo studio delle funzioni linguistiche**: I modelli di intelligenza artificiale possono simulare le funzioni linguistiche, aiutando i ricercatori a capire come le diverse aree cerebrali contribuiscano al linguaggio. Queste simulazioni sono utili per lo studio dei deficit linguistici e per lo sviluppo di interventi mirati.

17.6 VANTAGGI DELL'INTEGRAZIONE DELL'AI IN LOGOPEDIA

L'integrazione dell'AI nella logopedia offre vantaggi significativi sia per i logopedisti sia per i pazienti:

- **Accuratezza e obiettività**: L'AI fornisce un'analisi quantitativa dei progressi, eliminando la variabilità soggettiva nella valutazione dei risultati.

- **Efficienza e accessibilità**: L'automazione di alcuni aspetti della valutazione e della terapia riduce i tempi di attesa e rende la logopedia accessibile anche a distanza.

- **Trattamento personalizzato**: I programmi adattivi di AI permettono una terapia su misura, ottimizzando i risultati per ogni paziente in modo specifico e dinamico.

17.7 STRUMENTI DI AI PER LA DIAGNOSI E LO SCREENING

Diverse piattaforme digitali offrono strumenti basati sull'AI per la diagnosi precoce e lo screening continuo dei disturbi del linguaggio. Questi strumenti sono spesso accessibili attraverso abbonamenti o modelli di licenza e possono essere utilizzati in clinica o da remoto.

- **Cognoa**: Un sistema di AI progettato per lo screening precoce di disturbi dello sviluppo, incluso l'autismo. Questa piattaforma utilizza l'analisi dei comportamenti e del linguaggio per identificare precocemente disturbi di comunicazione pragmatica.

- **Accesso**: La piattaforma è disponibile su licenza per cliniche e ospedali e può essere utilizzata per screening a distanza.

- **Vantaggi per i logopedisti**: Cognoa aiuta nella diagnosi precoce dei disturbi del linguaggio associati all'autismo, facilitando un intervento tempestivo.

- **SonicCloud**: Una piattaforma che utilizza l'AI per l'analisi del linguaggio e della voce in tempo reale, particolarmente utile per la diagnosi di disturbi della fluency come la balbuzie.

  - **Accesso**: Disponibile tramite abbonamento, SonicCloud può essere integrato nei software di telelogopedia o utilizzato con dispositivi mobili.

  - **Vantaggi per i logopedisti**: Fornisce dati di feedback in tempo reale sui pattern di disfluenza, consentendo una valutazione continua anche durante le sedute remote.

17.8 APPLICAZIONI DI REALTÀ VIRTUALE E AUMENTATA CON AI

Per chi desidera offrire un'esperienza immersiva ai pazienti, le applicazioni di realtà virtuale e aumentata possono essere una scelta innovativa, consentendo l'utilizzo di scenari simulati per esercitare abilità linguistiche e sociali.

- **Jabberwocky**: Una piattaforma di realtà aumentata che utilizza l'AI per simulare scenari di conversazione. Particolarmente utile per i pazienti con disturbi pragmatici e difficoltà di interazione sociale.

  - **Accesso**: Disponibile tramite licenza per centri di logopedia e studi privati. La piattaforma è compatibile con dispositivi VR.

- **Vantaggi per i logopedisti**: Jabberwocky permette ai pazienti di esercitarsi in situazioni sociali controllate, come un colloquio o una presentazione, riducendo l'ansia da prestazione.

- **XRAI Glass**: Un dispositivo indossabile che combina realtà aumentata e AI per migliorare la comunicazione nei pazienti ipoacusici o con difficoltà linguistiche. I pazienti possono visualizzare trascrizioni in tempo reale durante una conversazione, facilitando la comprensione.

    - **Accesso**: Gli occhiali XRAI Glass sono acquistabili per uso clinico e personale, anche tramite piani di assistenza.

    - **Vantaggi per i logopedisti**: Permette di supportare i pazienti con ipoacusia e deficit linguistici, migliorando la comprensione in situazioni di vita reale.

17.9 RISORSE PER LA TELELOGOPEDIA E IL MONITORAGGIO CONTINUO

L'AI facilita il monitoraggio continuo e la telelogopedia, permettendo ai logopedisti di seguire il progresso del paziente anche a distanza. Questi strumenti sono ideali per supportare i pazienti tra una seduta e l'altra e per raccogliere dati oggettivi sui miglioramenti.

- **Blue Marble Health's AI Speech Therapy Platform**: Una piattaforma che fornisce esercizi personalizzati di terapia linguistica con l'ausilio di AI. Ogni sessione è adattata alle capacità del paziente, che riceve un feedback istantaneo sulla propria performance.

    - **Accesso**: Tramite abbonamento. La piattaforma è compatibile con dispositivi mobili e tablet, ideali per la telelogopedia.

- - **Vantaggi per i logopedisti**: Permette di monitorare i progressi in tempo reale, rendendo la terapia personalizzata e flessibile.
- **Amplify.ai**: Un'app che utilizza chatbot per facilitare esercizi di rinforzo per il linguaggio. I chatbot interagiscono con i pazienti in modo naturale, consentendo loro di praticare la comunicazione verbale e il riconoscimento fonologico.
  - **Accesso**: Disponibile tramite applicazione su smartphone o tablet, anche in versione gratuita con opzioni premium.
  - **Vantaggi per i logopedisti**: Amplify.ai permette di mantenere alta la frequenza di pratica del paziente e di raccogliere dati di utilizzo per migliorare l'intervento.

17.10 PIATTAFORME PER LOGOPEDISTI

L'AI offre anche risorse di formazione per i logopedisti, consentendo loro di aggiornarsi su diagnosi e trattamenti avanzati e apprendere nuove tecniche.

- **AI Training Modules for SLPs by ASHA**: L'American Speech-Language-Hearing Association (ASHA) offre moduli di formazione basati su AI per logopedisti. Questi includono corsi su come utilizzare l'AI nella diagnosi precoce, nella gestione dei disturbi della fluency e nell'applicazione dei modelli di realtà virtuale.
  - **Accesso**: Disponibili agli iscritti ASHA e acquistabili tramite il portale di formazione ASHA.
  - **Vantaggi per i logopedisti**: Permette di restare aggiornati sulle ultime tecnologie e di comprendere le metodologie di AI applicabili alla logopedia.

- **Neuroflow**: Una piattaforma che offre corsi interattivi sull'uso dell'AI per la diagnosi di disturbi linguistici e della fluency. Neuroflow include simulazioni e casi studio basati su AI per esercitarsi nelle diagnosi e negli interventi.
    - **Accesso**: Disponibile tramite licenza o abbonamento, con accesso remoto alla piattaforma.
    - **Vantaggi per i logopedisti**: La formazione interattiva consente di familiarizzare con l'AI in un ambiente simulato prima di utilizzarla in clinica.

17.11 RACCOMANDAZIONI SULL'INTEGRAZIONE DELL'AI

- **Formazione continua**: È fondamentale per i logopedisti seguire corsi e aggiornamenti, ad esempio su piattaforme come ASHA, Neuroflow o altre risorse locali, sull'uso dell'AI in logopedia.

- **Test preliminari**: Prima di integrare un nuovo strumento di AI nella pratica clinica, si raccomanda di testarlo in un contesto limitato o con pazienti selezionati, valutando l'efficacia e il comfort nell'uso del dispositivo.

- **Coinvolgimento del paziente e della famiglia**: Spiegare il funzionamento e i benefici dell'AI a pazienti e familiari può facilitare l'accettazione e migliorare la collaborazione durante la terapia.

- **Monitoraggio etico e privacy**: Poiché l'AI raccoglie e analizza dati personali e linguistici, è importante rispettare le normative sulla privacy e informare il paziente sugli aspetti legati alla protezione dei dati.

17.12 ESPERIENZE DI UTILIZZO DELL'AI IN LOGOPEDIA

- **University of Toronto Rehabilitation Institute**: Utilizza modelli di AI per la diagnosi e la riabilitazione di pazienti con afasia. I modelli analizzano campioni vocali per identificare i progressi nei pazienti in riabilitazione post-ictus.

- **Stanford Children's Health**: Ha integrato chatbot interattivi per supportare la terapia della fluency nei bambini con disfemia, dimostrando miglioramenti significativi grazie all'uso costante degli esercizi guidati.

- **Università di Melbourne**: Impiega applicazioni di realtà aumentata per la riabilitazione della comunicazione pragmatica nei giovani con autismo, consentendo ai pazienti di interagire in ambienti virtuali e riducendo così l'ansia sociale.

18 RIEPILOGO DEI DISTURBI DEL LINGUAGGIO E DELLE TECNICHE DI INTERVENTO

Questo capitolo finale fornisce una panoramica strutturata dei principali disturbi del linguaggio trattati nel manuale e delle relative tecniche diagnostiche e di intervento. Organizzato come un insieme di schede riassuntive, il capitolo offre ai logopedisti una guida di consultazione rapida, sintetizzando per ogni disturbo la descrizione, i sintomi caratteristici, gli strumenti diagnostici più utilizzati e le strategie terapeutiche più efficaci.

Pensato per agevolare la pratica clinica e migliorare la qualità dell'assistenza, questo capitolo è uno strumento che consente di individuare facilmente le risorse e gli approcci migliori per ciascun caso. L'obiettivo è fornire un supporto rapido e concreto al professionista, facilitando l'applicazione pratica delle conoscenze e promuovendo interventi personalizzati e orientati al paziente.

BALBUZIE (DISFEMIA)
- **Descrizione**: Disturbo del ritmo del parlato caratterizzato da blocchi involontari, ripetizioni e prolungamenti.

- **Sintomi**: Ripetizioni di sillabe o parole, blocchi vocali, prolungamenti dei suoni; ansia e evitamento delle situazioni sociali.

- **Strumenti Diagnostici**: SSI-4 (Stuttering Severity Instrument), interviste e osservazioni in situazioni quotidiane, analisi delle variazioni in contesti sociali e stressanti.

- **Interventi e Tecniche**: Tecniche di controllo del ritmo e respirazione, esercizi di rilassamento muscolare, esposizione graduale a situazioni sociali (role-playing), strategie di gestione dell'ansia come il counseling comportamentale per ridurre il disagio emotivo legato alla fluency.

DISTURBO DELLA COMUNICAZIONE PRAGMATICA
- **Descrizione**: Difficoltà nell'uso appropriato e contestuale del linguaggio, spesso correlato a disturbi dello spettro autistico.

- **Sintomi**: Contatto visivo limitato, difficoltà nell'adattare il linguaggio al contesto, uso non convenzionale di espressioni e difficoltà a comprendere l'ironia o il sarcasmo.

- **Strumenti Diagnostici**: VALD (Valutazione delle Abilità di Linguaggio Discorso), interviste strutturate con familiari e insegnanti per identificare comportamenti sociali, osservazione diretta in ambienti naturali.

- **Interventi e Tecniche**: Role-playing per esercitazioni su contesti sociali, strumenti di consapevolezza espressiva (come schede e tabelle di espressioni), e training sulla comprensione delle emozioni tramite supporti visivi e video modeling.

DISLESSIA

- **Descrizione**: Disturbo specifico della lettura che influisce sulla capacità di decodificare il testo con precisione e velocità.

- **Sintomi**: Errori di lettura frequenti, lentezza nella decodifica, difficoltà nella comprensione dei testi e affaticamento durante la lettura.

- **Strumenti Diagnostici**: Test di lettura specifici, screening delle abilità fonologiche, valutazioni della memoria di lavoro e dell'attenzione.

- **Interventi e Tecniche**: Approccio multisensoriale (es. lettura con supporti tattili e visivi), esercizi di consapevolezza fonologica, utilizzo di software interattivi per rinforzare il riconoscimento di parole e migliorare la fluidità.

DISORTOGRAFIA

- **Descrizione**: Difficoltà nel rispetto delle regole ortografiche e nell'apprendimento della scrittura.

- **Sintomi**: Errori ortografici ricorrenti, omissioni o inversioni di lettere, difficoltà nella formazione delle parole.

- **Strumenti Diagnostici**: Prove di scrittura e analisi degli errori ortografici, test di riconoscimento visivo e uditivo, questionari sui metodi di apprendimento.

- **Interventi e Tecniche**: Utilizzo di mappe ortografiche e schemi di ripetizione, esercizi fonologici per migliorare la memorizzazione delle parole, supporti digitali per esercizi di scrittura corretta, tecniche di autovalutazione degli errori.

DISCALCULIA

- **Descrizione**: Disturbo specifico delle abilità numeriche e del calcolo.

- **Sintomi**: Errori nei calcoli, difficoltà a comprendere concetti quantitativi, scarsa abilità nelle sequenze numeriche e nella manipolazione dei numeri.

- **Strumenti Diagnostici**: Test di calcolo, prove di riconoscimento dei numeri e valutazioni delle abilità di conteggio e risoluzione di problemi.

- **Interventi e Tecniche**: Esercizi di riconoscimento numerico e conteggio, attività di calcolo visivo e manipolativo (es. con materiale concreto), rinforzi visivi per sequenze numeriche, giochi matematici per migliorare la familiarità con i numeri.

AFASIA

- **Descrizione**: Compromissione delle abilità linguistiche causata da lesioni cerebrali, spesso a seguito di ictus o traumi.

- **Sintomi**: Difficoltà nella produzione e comprensione del linguaggio, alterazioni nella costruzione delle frasi e nell'articolazione dei pensieri.

- **Strumenti Diagnostici**: Test di linguaggio specifici, valutazioni cognitive, esami neurologici e di imaging per individuare l'area cerebrale danneggiata.

- **Interventi e Tecniche**: Terapia di riabilitazione linguistica, tecniche di riorganizzazione linguistica tramite supporti visivi, simulazioni interattive per esercitare il dialogo, esercizi di ripetizione per recuperare le abilità verbali.

IPOACUSIA (PERDITA UDITIVA)
- **Descrizione**: Perdita dell'udito che interferisce con la capacità di apprendimento linguistico e comunicativo.

- **Sintomi**: Ritardi nel linguaggio, difficoltà nella comprensione delle conversazioni, scarsa attenzione alle istruzioni vocali.

- **Strumenti Diagnostici**: Audiometria tonale, otoemissioni acustiche (OAE), risposte uditive del tronco encefalico (ABR).

- **Interventi e Tecniche**: Apparecchi acustici, allenamento all'ascolto e alla discriminazione dei suoni, supporto con CAA (Comunicazione Aumentativa e Alternativa), terapia di articolazione e fonologia.

DISTURBI DELLO SPETTRO AUTISTICO (DSA)
- **Descrizione**: Disturbi neuroevolutivi con compromissione delle abilità sociali, comunicative e comportamentali.

- **Sintomi**: Difficoltà nell'interazione sociale e comunicativa, uso ristretto del linguaggio, comportamenti ripetitivi e rigidità.

- **Strumenti Diagnostici**: ADOS (Autism Diagnostic Observation Schedule), M-CHAT, Vineland Adaptive Behavior Scales.

- **Interventi e Tecniche**: Comunicazione Aumentativa e Alternativa (CAA), supporto con schede visive, esercizi di socializzazione e giochi di ruolo per sviluppare abilità pragmatiche, approcci integrati per il coinvolgimento della famiglia.

DISFAGIA (DISTURBO DELLA DEGLUTIZIONE)

- **Descrizione**: Difficoltà nella deglutizione che può compromettere anche la produzione verbale.

- **Sintomi**: Tosse o soffocamento durante la deglutizione, perdita di peso, difficoltà a gestire cibi solidi e liquidi.

- **Strumenti Diagnostici**: Valutazione della motricità faringea, esame videofluoroscopico, osservazione dei meccanismi di deglutizione.

- **Interventi e Tecniche**: Terapia motoria orale, esercizi di coordinazione muscolare per la deglutizione, modifiche della dieta con consistenze adeguate, pratiche di deglutizione sicura.

RITARDO DEL LINGUAGGIO

- **Descrizione**: Ritardo significativo nello sviluppo delle competenze linguistiche, spesso evidente nei bambini in età prescolare.

- **Sintomi**: Vocabolario limitato, difficoltà nella costruzione delle frasi, scarsa fluidità nel discorso.

- **Strumenti Diagnostici**: Test di vocabolario, osservazione in contesti naturali, interviste ai genitori per monitorare l'acquisizione linguistica.

- **Interventi e Tecniche**: Stimolazione precoce, giochi di narrazione e lettura, supporto visivo e coinvolgimento della famiglia, esercizi di costruzione della frase.

DISLALIA

- **Descrizione**: Difficoltà nell'articolazione corretta di uno o più suoni della lingua, spesso nei bambini.

- **Sintomi**: Pronuncia imprecisa, omissione o sostituzione di suoni, problemi di intelligibilità del parlato.

- **Strumenti Diagnostici**: Valutazione fonetica, test articolatori e di discriminazione uditiva.

- **Interventi e Tecniche**: Consapevolezza fonetica, esercizi di articolazione specifici per suoni problematici, visualizzazione dei movimenti della bocca, supporti visivi.

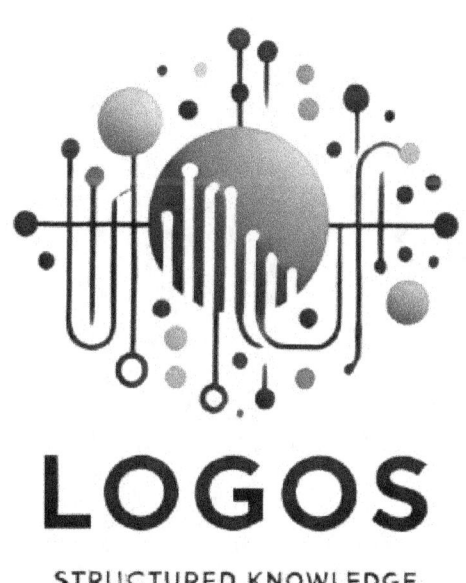

LOGOS

STRUCTURED KNOWLEDGE

www.ingramcontent.com/pod-product-compliance
Lightning Source LLC
Chambersburg PA
CBHW071451220526
45472CB00003B/758